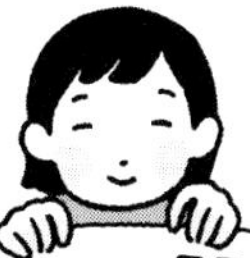

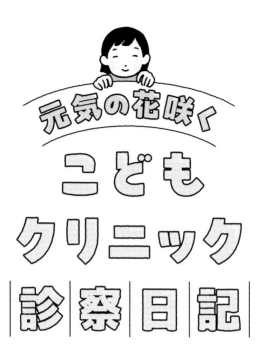

元気の花咲く こどもクリニック 診察日記

肥田 崇子
HIDA TAKAKO

幻冬舎 MC

元気の花咲く
こどもクリニック診察日記

はじめに

兵庫県西宮市にある小さくてにぎやかなこどもクリニック。私はそこで院長をしています。

小児科医として30年、開院してからは12年が経ちました。地域のかかりつけ医のほか、幼稚園や保育園の委託医、中学校の校医として、多くの子どもたちやその保護者と関わってきました。一般的な子どもの病気はもちろんのこと、アレルギー疾患を専門とし、発達に関する相談なども行っています。

そんな私のクリニックには、診察室に入るなり不安を打ち明ける母親がたくさんやって来ます。

「うちの子全然食べてくれへんねんけど」

「2歳になってもあんまりしゃべらへんけど大丈夫かな」
「このワクチン、ほんまに必要ですか」
「こんなに落ち着きなくて、小学校に上がってもやっていけんのかな」

原因はさまざまですが不安になるのも当たり前。子育てに悩みはつきものです。話の途中で泣き出す母親も少なくありません。一方、子どもたちはといえば、昇降式ベッドで遊んだり、母親と話す私の膝の上によじ登ったり……親の心子知らずでクリニック内を我が物顔で冒険します。

それでもひととおり診察を終え診察室を出るころには、たいていが親子そろって笑顔で「先生ありがとう！　また来るね（!?）」と帰っていきます。疲れとともに小児科医になってよかったと感じる瞬間です。

私が医師になりたいと思ったのは、小学校2年生のころ。外科医だった父を見て育った私はいつしか自然と「外科医になりたい」と思うようになっていました。しかし、医学生時代にいろいろな科で臨床研修を積むなかで気持ちは徐々に変化していったのです。病院では、ひとりの患者さんに最初から最後まで向き合うことがなかなかできません。私はいつも患者さんの退院後が気にかかっていました。

日に日に、「患者さん一人ひとりともっと長く関わりたい」という思いが強くなり、小児科のクリニックを開けば、生まれた直後から大人に成長するまでの長い間、関わることができると考えたのです。

そして今ではその選択は間違いではなかったと感じています。

子育ては、日々私たちに「正解のない問い」を投げかけてきます。受験勉強のように、何かしらの正解があるわけではありません。それなのに決断をしなければならないことは無数にあり、一つでも選択を間違えれば、子どもの人生をダメにしてしまうのではないかと、不安になるのです。

しかし、決してそんなことはありません。

人生に挽回《ばんかい》できないことなどありませんし、迷ったら周りに相談すればいいのです。

もし、周りに相談できる人が思い浮かばないのであれば、本書がきっとあなたの「相談相手」になるはずです。本書には、私が長年にわたり接してきたたくさんの親御さんたちの不安や疑問が詰まっています。私と患者さんが紡いできたエピソードを読むうちに、「そんなに心配することはなかったのか」と、いつの間にか悩みが解決していることもあるかもしれません。

この本が日本中の育児中の親御さんはもちろん、これから親になる方、幼稚園や保育園、学校の先生方など、多くの方々の不安を一つでも多く和らげることを願っています。

目次

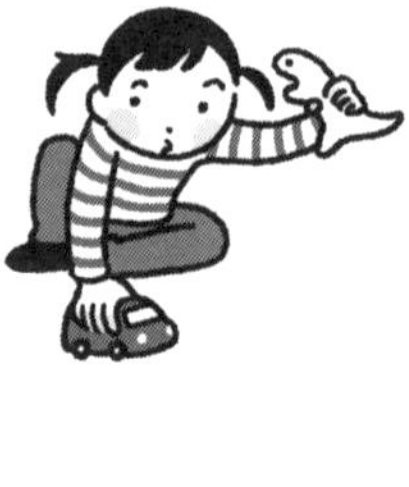

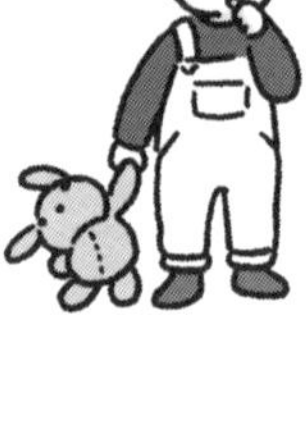

夏

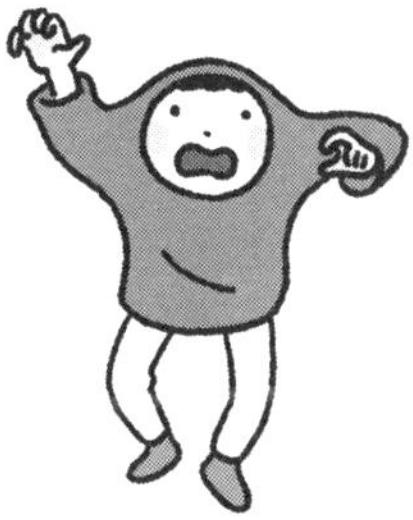

秋

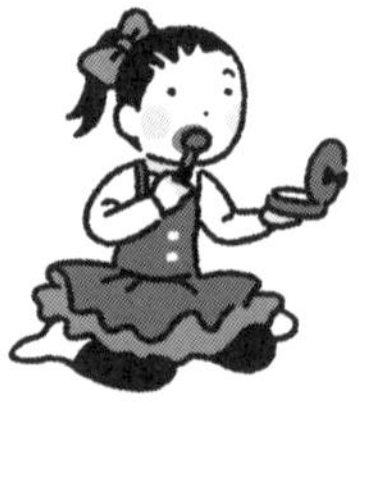

冬

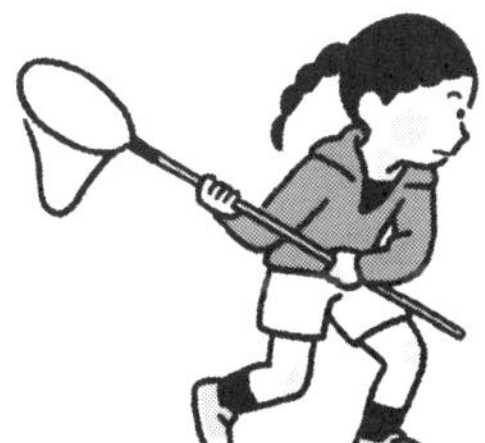

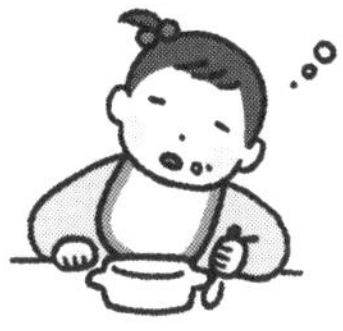

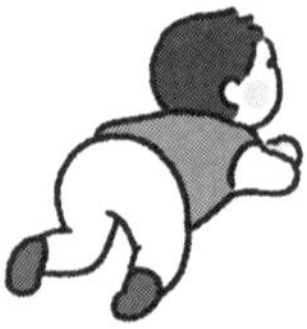

プロローグ

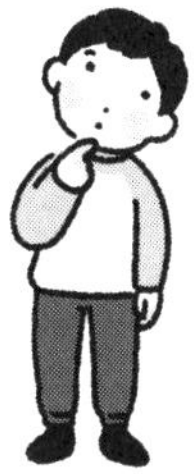

小さな診察室から始まる小さな物語

こどもクリニックにやって来る親子との出会いには、小さな物語がたくさん詰まっています。

赤ちゃんを優しく抱きかかえながら扉を開ける親御さん。ちょっぴり緊張した面持ちで私の顔を見上げる子どもたち——その姿には不安や期待、そして親から子に向けられたたくさんの愛があふれています。

こどもクリニックの診察室は、ただ子どもの病気を治すだけの場所ではありません。

親子が悩みや迷いを医師と分かち合いながら、新たな一歩を踏み出すための場所でもあります。

「先生、実はこんなことがあって……」

と、ママの口からふいにこぼれる声や、

「元気になったね」

とママから子どもへ向けられる笑顔。

その一言一言が、診察室を温もりで満たしていきます。

親子が笑顔になれて、不安を取り除いてあげられる、そんなささやかな場所になりますように。

さて、今日はどんな物語が始まるのかしら。

クリニック駐車場のすみに立つ小さな桜の木。
満開の花びらが風に乗り、ふわりと舞い上がって
「春だよ」とうれしそうに踊っています。

春

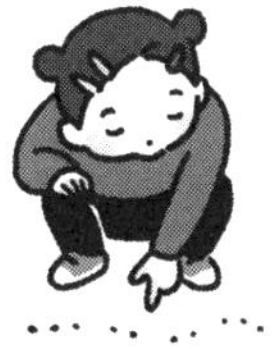

4月8日　朝いちばんの診察室

午前9時。診察室でカルテの準備を終え、机を整え軽く息をついたところで、看護師さんの「おはようございます！　1診（第1診察室）の午前の診察を始めます！」という明るい声が響きます。

兵庫県西宮市にある小さくて少しにぎやかなこどもクリニック。

私はここで院長を務めています。毎日、子どもたちの泣き声や笑い声が響き、親御さんがホッと肩の力を抜く――そんな場所です。

診察室の窓辺にはやわらかな春の日差しが差し込んでいます。背中がぽかぽかと暖かくなり、大きな伸びをしていると、少し慌てた様子のママに引っ張られるように小学校低学年の男の子が入ってきました。

ママは私の顔を見るとこちらの質問も待たずにペラペラと話し始めます。

「先生、急に熱が出たんです。昨日の昼までは元気そのものやったんですけど、夕方あたりから急に機嫌が悪くなって……。晩ごはんは一応食べたんですけど、のどが痛いって言い始めたんです。最初は、またピーマン嫌がってるだけちゃうかと思ってたんですけど……夜中には熱が38・8℃まで上がって、今朝はとうとう39・3℃！　しかも体に赤いぶつぶつみたいなのもちょっと出てきて、これってなんかのアレルギーですか？　それとも食中毒とか⁉」

と、息つく間もないほどです。私は、

「それは心配やね、ちょっと冷たいけどもしもしするね」

と、ママの勢いをおさめようとわざと少しゆっくり話しながら男の子の診察を始めました。

それでもママの話は止まりません。

「昨日の夜、お風呂には入ったんやけど、しんどいってすぐに出て……。入らんほうがよかったんですかね？　熱のわりにはそんなに汗かいてへんかったし。そういえば、今朝はおなかも痛いって言うてたんです……」

ママの話に私はうなずきながら「お口あーんできる？」とライトで男の子の口内を照らすと、真っ赤に腫れたのどと、舌にイチゴのようなぶつぶつが見えました。

「この赤みとぶつぶつは、溶連菌やね」

と伝えると、ママは

「溶連菌！　そういえば学校でもはやってるって聞きました。先生、この子、のどが弱いんですかね？　小さいころからしょっちゅうのどで先生にお世話になってて……。もうすぐ春の遠足もあるし、早く治ったらいいんですけど……」

と心配が尽きない様子です。

「のどが弱いというより、はやりの時期やからね。子どもは免疫をつけるためにいろんな病気にかかる時期があるから心配しなくても大丈夫。お薬飲んで、しっかり休んだら遠足には元気に参加できると思うよ」と伝えると、「先生にそう言ってもらえてよかった！　ついいろいろ気になってしまって……」とマ

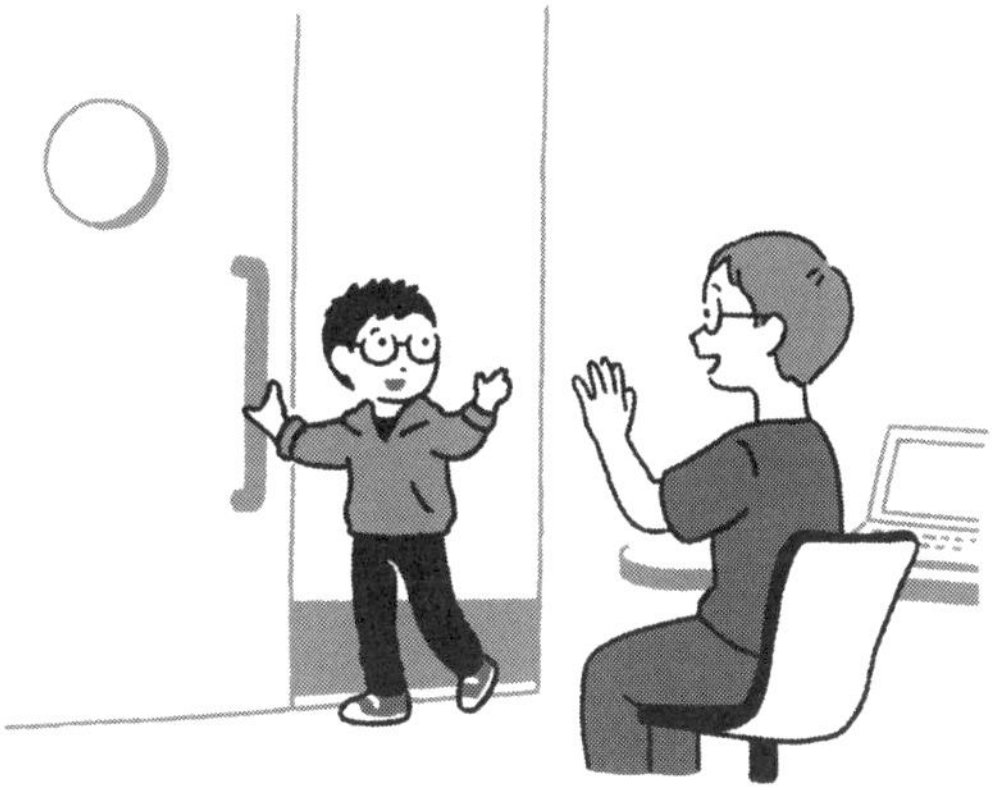

マの顔にようやく安堵《あんど》の笑みが浮かびました。

帰り際、男の子が私に手を振りながら、

「先生、治ったらまた来るわ」

すると、この言葉にママはくすっと笑い、すかさずつけ加えます。

「治ったらもう来んでええねん。それより先生、お風呂は入ってもええの？」

そんな親子のやりとりに思わずほほえみつつ、私は「今日も忙しい一日が始まるぞ」と気合いを入れ直します。

小児科医の役割は、単に症状を改善させるだけではない、と私は考えています。

実はクリニックに来る子どもの病気の約8割は軽症です。大人に比べて処方できる薬は限られているため基本的には対症療法が中心となりますが、子どもの治癒力にまかせておけば自然に回復することがほとんどです。

また、お風呂に関しては熱があっても元気なら軽くシャワーを浴びる程度は問題ありません。寒い日は温かいタオルでふいてあげるだけでもすっきりしますよ、とお伝えしています。

それでも、親御さんにとっては子どもの症状一つひとつが大きな心配の種になるため、病名をしっかりと伝えることで状況を理解してもらい、安心感をあたえることが役割だと感じています。親御さんが落ち着きを取り戻すことで、その安心感が自然と子どもにも伝わり、良い影響を及ぼすのです。だからこそ、私は診察の際に病気の正確な診断をつけ、丁寧に説明することを心がけています。

診察室でのやりとりのなかで、親御さんが少しでもホッとできたら、その気持ちがまた子どもに伝わって、安心が循環するのだと思っています。

4月15日　子どもたちの笑顔を支える新年度

保育園や幼稚園に通っていた子どもが、「1年生になったよ！」と胸を張って報告してくれる新年度。キラキラと目を輝かせた笑顔を見ていると、クリニックでも何か新しいことが始まりそうな気がして、私も胸が弾みます。

冬の冷たさも遠のき、軽やかな服装で元気いっぱいに遊ぶ子どもたちの姿はなんともほほえましく、春のエネルギーそのものだと感じます。ところがこの時期は、朝晩の寒暖差が大きく、体調を崩しやすいので、体調管理には特に気をつける必要があります。

新年度は溶連菌やインフルエンザが流行するほか、花粉症によるアレルギー症状が気になることも増えます。さらに、気管支炎や肺炎などの病気も増えてきます。保育園や学校など、新しい環境での生活をスタートさせた子どもたちは、緊張やストレスから体調を崩しやすくなります。

子どもたちが安心して新生活を楽しめるよう、体調のサインを早めにキャッチしてあげることが重要です。

診察室では、鼻水をたらしながらも新しいランドセルを自慢する子や、園で覚えた新しい歌を歌ってくれる子に出会う一方で、「お腹が痛い」「頭が痛い」といった訴えが続く子も……。慣れない集団生活や、新しい友達や先生とのやりとりなど、子どもの体調不良の背景に精神的な緊張や疲れが隠れていることもあります。春は、一年のなかでも特に、体や心に負担のかかる季節なのです。

そして、親御さんにとっても、春は忙しく大変な季節です。子どもたちの体調や新しい環境への不安を気にかけるだけでなく、入園や入学の準備、学校行事への対応と、やるべきことがつぎつぎと押し寄せます。朝早くから夜遅くまで慌ただしい日々が続き、体力的にも精神的にも大きな負担がかかります。

一生懸命に頑張る子どもたちや親御さんの姿を見ながら、いつも私は心の中でエールを送っています。そして、診察室では親御さんにこう話します。
「あまり頑張りすぎないでくださいね」

最近ではコロナ禍の感染予防対策が徹底されたことで、免疫力の低下した子が増えたように感じます。マスクの着用やソーシャルディスタンスの徹底が叫ばれていた当時の状況を考えれば、仕方のないことでした。しかし、本来、子どもは日々の生活を通じて自然に免疫力を育んでいくものです。風邪をひいたり、体調を崩したりすることも、実は体を丈夫にするための大切なプロセスのひとつなのです。

園や学校といった集団生活の場では、何かしらの感染症にかかりやすくなります。「しょっちゅう病院通いでたまらない」と思う親御さんもいるでしょう。だからこそ、神経質になりすぎず、ゆったりとお子さんの成長を見守ってあげてほしいのです。小学校の高学年にもなればほとんどの子が風邪をひきにくくなります。

お子さんが体調を崩したときは、何よりも十分な休養を取ることが大切です。日々の生活では、バランスのとれた食事、適度な運動、そして十分な睡眠を心がけましょう。こうした積み重ねが、お子さんの元気を取り戻す手助けになります。そして子どもにとっていちばんの薬は、親御さんの笑顔です。親御さんの穏やかな見守りが、子どもたちの健やかな成長を支えるのです。

4月24日　外遊びのなかで育つ元気な体と心

駐車場の桜が、春の終わりを告げるように青葉を広げています。近くの公園からは、暖かな陽気に誘われた子どもたちの元気な声が聞こえてきます。外で遊んだり、遠足に出かけたりする機会が増え、自然のなかで思いきり体を動かす子どもたちの姿があちこちで見られるようになりました。

「先生、これ見て！」

診察室に駆け込んできたのは、5歳の女の子とママ。腕には転んだときのすり傷があり、膝にもかすり傷がちらりと見えます。

「幼稚園の帰りに公園でみんなと鬼ごっこしてたら、転んでん！」

と、まるで自慢するかのように話す女の子に、ママは苦笑いです。

「外で元気に遊ぶのはいいけど、家に帰るたびにどこかしらケガしてて心配で……」

「ケガは子どもが大きくなる過程の勲章みたいなものですよ。これくらいやったら痕も残らへんし、大丈夫」

私は、膝の傷口を消毒しながら話すと、ママは少し安心した表情に変わって、

「そういえば私も小さいころはよく転んで泣いてました。すぐに忘れてまた走り回ってたし」

と笑います。それを聞いた女の子は、

「次はもっと速く走って鬼につかまらへんように頑張る！」

と目を輝かせています。

外遊びや日光を浴びる活動は、子どもたちの健やかな成長に欠かせません。

近年、日光にあまり触れないことで「くる病」の子どもが増えています。くる病は、ビタミンDの不足によって引き起こされ、小児期にはO脚など骨の変形として現れることがあります。ただ、これは適度に日光を浴びることで予防で

きる病気です。日光を浴びると、体内でビタミンDがつくられるからです。

コロナ禍以降、外出を控える親御さんが増えた影響もあるのかもしれません。診察室でも「赤ちゃんを連れての外出が面倒で」「上の子を遊ばせるのが精いっぱいで」といった声を聞くことがあります。もちろん、外出が簡単ではない状況も分かりますが、のんびり散歩をするだけでも十分です。太陽の光を浴びることは、骨の健康だけでなく、心の安定にもつながります。また、日光を浴びることで体内時計が整い、良質な睡眠を取る手助けにもなります。

日差しと春風が心地よいこの季節、子どもたちは小さな冒険をとおしてたくましく成長していきます。散歩や公園遊びといった何気ない外出でも、子どもたちは新しい世界に触れ、驚きや発見を重ねているのです。そしてその無邪気な姿に、私たち大人も多くの元気をもらっています。

公園には、ママにとっての新しい出会いも広がっています。

「どこで遊ばせればいいのか分からない」「ほかのママたちとなじめるか不安」

という声もよく耳にしますが、大丈夫。子どもたちが自然と一緒に遊び始めるように、ママたちも少しずつ打ち解けていけるものです。今はSNSを通じて気軽に情報交換ができる時代ですが、顔を合わせて言葉を交わす安心感は、やはり特別です。ご近所に知り合いが増えると、いざという時の心強い味方にもなってくれます。

最近は子育てひろばを利用する親御さんも多いようですが、はじめの一歩は近くの公園で十分です。子どもたちが遊ぶ様子をながめながら、ママもほっと一息つく時間を楽しんでみてください。お互いに「おつかれさま」と笑い合える仲間がいるだけで、心の荷物が少し軽くなるかもしれません。

陽だまりの中で過ごすひとときは、きっと親子の笑顔を増やしてくれるはずです。どうぞ、気軽に外の世界へ出てみてくださいね。

5月9日　ワクチンデビュー

5月のさわやかな日差しが降り注ぎ、クリニックの前に立つプラタナスの若葉を柔らかく照らしています。そんな春の陽気に誘われて、クリニックには赤ちゃんを抱いた親御さんたちがつぎつぎと訪れます。

そんななか、初めてのワクチン接種を控えた赤ちゃんと、どこか落ち着かない様子の親御さんがやって来ました。

ママは大きなマザーズバッグを抱え、少し緊張した面持ち。パパは赤ちゃんを抱っこしながら、何やら不安気な様子です。生後2カ月の赤ちゃんがワクチンを初めて打つことは「ワクチンデビュー」と呼ばれ、クリニックにとって大切なお付き合いの始まる瞬間です。

生後2カ月から定期的に通ってもらい、子どもの成長を一緒に見守っていくのが、小児科医としてのやりがいでもあります。

ワクチン接種の付き添いは1名に限らせてもらっていますが「こんなときこそ出番！」と背中を押されて、パパが赤ちゃんを抱いて診察室に入って来ることも多いです。優しく抱っこして、腕をまくって……。ぎこちないパパのしぐさを見ると危なっかしくて、つい私が、

「落とさんといてくださいね」

と声をかけると、手が震えていました。私は、この場をなごませようと、

「パパが注射を打たれるみたいな顔をしていますね」

と話すと、パパの顔が少しゆるんで、ホッと一安心。

私のクリニックでは、まずは経口ワクチンのロタウイルスワクチンから始めます。シロップの飲ませ方にはコツがいります。赤ちゃんを膝の上に抱いて、少しずつ口に含ませていきます。それを終えると、次は両腕の上腕外側に分けて注射を3本。五種混合ワクチン、小児用肺炎球菌ワクチン、B型肝炎ワクチンです。私は、神経が少ない場所を見極めて、できるだけ痛くないように心が

けています。

　ワクチン接種の前に、必ず副作用について説明します。事前に資料を渡して読んでもらいますが、情報が多すぎて不安になる親御さんもいるからです。あれこれ質問されることもありますが、まずは親御さんの安心が第一なので、できるだけ丁寧に答えています。

　たとえばロタウイルスワクチンは、接種後に便の様子が変わり、ごくまれに腸重積を引き起こす可能性があることを伝えます。どのワクチンでも、接種後は子どもの体調を注意深く観察することが大切です。


　ワクチンデビューは私にとって親御さんとの新たな出会いの場でもあります。あまり細かいことを気にしていない様子で「先生にまかせるわ」という人もいれば、あれもこれも知っておきたいと細かいところまで気にする人もいます。赤ちゃんが泣きだした途端、一緒に泣いてしまうママもいます。

　疲れ切った様子の親御さんが来たときは、どんなことでもいいので、話を聞く姿勢をより意識します。話すことは「放つこと」。口に出しただけで、心が軽くなることがあるからです。

第一子のワクチンデビューで小児科デビューする親御さんがほとんどです。最初は緊張されていますが、赤ちゃんの成長とともに、みるみる頼もしくなっていきます。そんなご家族の成長を見守ることも、私のやりがいです。

5月10日　夜泣きと働くママの悩み

午後の診察が始まるころ、診察室の窓越しにまぶしい日差しが差し込みます。クリニックの駐車場にある桜の木は、すっかり緑の葉を茂らせ、穏やかな風に吹かれて揺れています。空気にはわずかに湿り気が混ざり、季節の移ろいを静かに告げています。

日が当たる背中が暑くなったので、窓を開けようと立ち上がったそのとき、診察室の扉が開き、小さな赤ちゃんを抱えたママが急ぎ足で入ってきました。スーツを着たまま、肩には仕事の鞄、腕には保育園から引き取ったバッグがぶら下がっています。仕事帰りにそのまま駆けつけたのでしょう。

「先生、この子、最近夜泣きがひどくて……。昼間、園でもあまり寝てへんみたいやし、仕事もあるし、もうどうしていいか分からなくて……」

と、疲れきった表情で肩を落としながら話し始めました。

赤ちゃんはママの腕の中で小さなあくびをしながら、時折ぐずっています。

診察台にそっと寝かせてみると、体温も正常でお肌もきれいです。

「安心してください。とっても元気ですよ」

と伝えると、

「なんもないならよかったです！」

とママに笑顔が戻りました。そこで私は、

「日中に新しい刺激を多く受けると夜泣きしやすくなることがあります。外の音や光といった体験は赤ちゃんにとって興味深いものやけど、神経が興奮して、心身に負担をかけることもあるんですよ」

と説明すると、ママは深くうなずいて、

「そういえば、最近、外出が多かったな……」

とポツリ。そして、何かを思い出したように、

「ところで先生、まだ添い寝してるんですけど、そろそろ別々に寝たほうがい

いんですか？」

と話を続けました。

最近、親御さんからこのような質問が増えています。

一般的な欧米の家庭では「子どもは早くからひとりで寝るべきだ」という考えが主流で、日本でもそういった考え方が広まりつつあります。

しかし、添い寝やおんぶなど、母子密着型の育児は日本をはじめ多くの文化圏で受け継がれてきたものです。

私自身も子どもたちが小さいころは、たくさんスキンシップを取りながら育ててきました。

「育児も文化の一部やから、何が正しいとか何が間違っているとかじゃなくて、自分に合った育児を選ぶのがいちばんですよ」

と話すと、ママは、

「それなら週末ちょっとお散歩したあと、一緒にお昼寝でもしてゆっくり過ごそうかな」

と安心した顔を見せました。

診察室を出るころには、赤ちゃんはママの腕の中ですやすやと眠っていました。ママの安心感が赤ちゃんにも伝わったのでしょう。

親子の絆がまた少し深まったように感じました。

5月18日　家族みんなで診察室へ

この日の午前の最後の診察は、ちょっとしたイベントのようでした。

ドアが開くと、赤ちゃんを抱いたママ、その後ろからおばあちゃん、さらにおじいちゃん、そしてもう一組のご夫婦……。

総勢6人の大家族が、診察室にずらりと並んだのです。

「何か大変な病気!?」と一瞬緊張が走りましたが、診察の結果、赤ちゃんは軽い胃腸炎であることが分かりました。ほっと胸を撫でおろしたのも束の間、おばあちゃんたちがつぎつぎと質問をしてきます。

「先生、ノロとか大丈夫？」

「私は触ったらあかんのですか？」

「おむつ替えはやめといたほうがいいですか？」

家族全員が心配そうに耳を傾けるなか、私は笑顔でこう答えました。

「手洗いと消毒だけしっかりすれば大丈夫ですよ」

その言葉を聞いた瞬間、家族全員が一斉にアルコール消毒！　そして我さきにと赤ちゃんを順番で抱っこする様子は、なんだか避難訓練のバケツリレーをしているようで、私は思わず笑いをこらえました。

実は、家族総出の来院は珍しいことではありません。よくあるパターンは、ママと赤ちゃんにおばあちゃん、さらに運転担当のおじいちゃんという四人組です。ある日の診察では、おばあちゃんが苦笑いしながら

「そろそろ免許返納せなあかんなぁ」

とつぶやくと、おじいちゃんが

「俺の運転がなかったら、どないして病院へ来るんや！」

と少しむきになった様子を見せました。私の目の前でこのままけんかに発展しないか心配しましたが、かわいいお孫さんの診察が終わるころには、そんなやりとりが嘘のように、みんなで仲良く帰っていく姿が見られ、見送る私はつ

いほっこりしてしまいます。

大家族での来院はときに、にぎやかすぎて少し驚くこともありますが、家族総出で赤ちゃんを見守る姿に、私は愛おしさを感じます。診察室を出ていくみんなの後ろ姿を見送りながら、「次はもうちょっと少人数でお願いしますね」と、心の中でそっとつぶやいています。

5月20日　授乳の悩みと赤ちゃんのペース

診察室の窓越しに、すがすがしい青空が広がっています。緑はすっかり濃くなって、湿気が高まりつつある初夏の風景に、季節の移ろいを感じます。外から聞こえてくる鳥のさえずりが、忙しいクリニックにひとときの安らぎを与えてくれます。

この日、私のクリニックは初めてという生後3カ月の赤ちゃんとママがやって来ました。抱っこバンドに包まれた赤ちゃんは安心しきってご機嫌な様子ですが、ママは少し不安そうな表情です。

「こんにちは、今日はどうされましたか?」

と声をかけると、ママは突然、

「先生、おっぱいってどうやって吸わせるんですか!?」

と切羽詰まった表情です。どうやら赤ちゃんが本当におっぱいを飲んでいるのか、このやり方で問題はないのか、不安でたまらないようです。私は赤ちゃんのほうに目を向けると、栄養不足の様子は見られません。「大丈夫……」と話そうとすると、ママはおもむろに着ていた服をまくし上げ、その場でおっぱいを出し、赤ちゃんに吸わせる様子を見せてくれました。

「こんな感じでいいですか？　先生、私うまくできてます？」

と授乳を実演し始めたのです。私は少し驚きましたが、

「大丈夫ですよ。赤ちゃん、しっかり吸えてますね」

と答えると、ママは
「あぁ良かった、そうなんですね！　これでいいんですね」

とうれしそうに言うと、大きく息をつきました。


初めての子育てで、授乳に悩むママは少なくありません。「おっぱいが足りているのか」「ちゃんと飲めているのか」と不安になるのは自然なことです。

授乳は赤ちゃんとママのペースをつくる時間です。最初からうまくいかないのが当たり前で、焦らずゆっくり取り組んでいくのが大切です。

最近は、完全母乳にこだわらないママも増えてきました。母乳とミルクを併用したり、ミルクだけに切り替えたりと、状況に応じた育児を選んでいます。「自分の方法でやっていい」というメッセージが、いかにママたちを安心させるか、日々の診療で実感します。

私はミルクアレルギー対策もかねて、母乳とミルクの混合をおすすめしています。完全母乳で育てている場合、ママの急な用事などで久しぶりにミルクを飲ませたときに、じんましんが出ることがあります。そのため、少しずつ母乳とミルク両方に慣れていったほうがいいと思います。

たとえば、母乳で育てている場合でも、お出かけ時や忙しいタイミングにはミルクを使ってみる。一方、ミルクを中心にしている場合でも、母乳が出るようならときどき母乳を与えてみる、といった方法です。きっちりとスケジュールを決める必要はありませんが、「ときどきのタイミングで少しずつ飲ませる」のがポイントです。

　ミルクに関する相談も少なくありません。「赤ちゃんがうまく飲んでくれなくて……」と悩むママには、赤ちゃんの飲み方や姿勢を見ながら、ちょっとしたアドバイスをするだけで状況が改善することもあります。また「ミルクの種類を変えたほうがいいのか」という相談も多いですが、大事なのは赤ちゃんに合ったものを見つけることです。

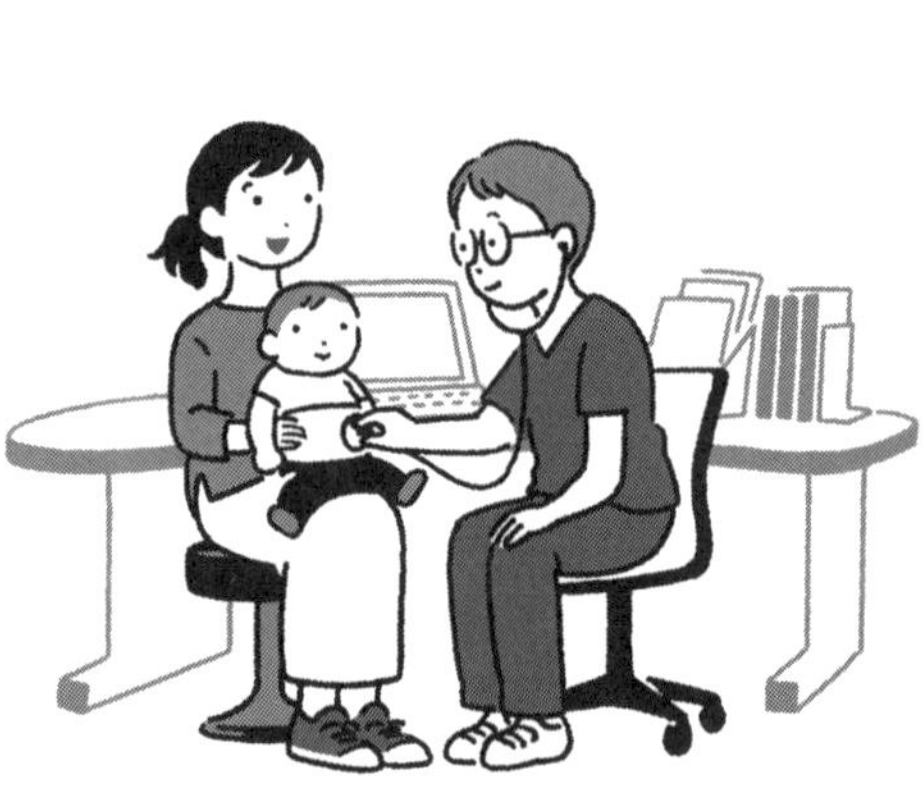

もう一つ、ゲップのさせ方についてもよく聞かれます。

赤ちゃんがミルクや母乳を飲んだあと、ゲップをさせようと肩に乗せて背中を叩くママが多いですが、うまくゲップが出なかったり強く叩きすぎて吐いてしまい心配になってしまうことがあるようです。

実際には、赤ちゃんの身体を優しく伸ばしながら背中をさするだけで十分な場合がほとんどです。赤ちゃんが安心できるよう、力を入れずに優しくさすってあげるだけで、うまくゲップが出ます。


子育てをするママたちは、ただでさえ疲れているのに「授乳もうまくいかない」「ゲップが出ない」などの悩みに直面しています。

けれど、うまくいかないのは当然です。赤ちゃんは、こちらの思いどおりに動く存在ではないのです。すべてを完璧にこなそうとする必要はありません。

「元気に遊んでいるから大丈夫だろう」「飲んで寝ているからきっと大丈夫だろう」と、少し楽観的に構えてみるのも悪くないと思います。

赤ちゃんの成長は、それぞれのペースで進んでいきます。「この子は、この子なりにしっかり育っている」と思える気持ちが、ママの心にも穏やかさをもたらします。小さな変化を見守りながら、笑顔で過ごす時間が増えていけば、きっとその穏やかさが赤ちゃんにも伝わるはずです。

診察室は、赤ちゃんの様子を確認するだけでなく、ママたちの悩みや不安に寄り添う場です。ママが安心した笑顔で帰られる姿を見送るとき、この場所が少しでもその支えになりたいと願わずにはいられません。

初夏が訪れ、日が長くなり、赤ちゃんたちと一緒に遊ぶ時間が増えるこの季節。新しい命のたくましさに触れるたび、その成長に感動し、小児科医としての喜びと使命を確認する日々です。

6月9日　病気がちの子どもが医師に

私は、大阪府の小さな医院に、外科の開業医だった父と専業主婦の母、そして二人の姉に囲まれ、三姉妹の末っ子として生まれました。6月9日、木々の緑が一層濃くなる梅雨の季節でした。生まれたときの私はとても小さく、幼少期は病気がちで、しょっちゅう発熱を繰り返していたそうです。

父の診察室で熱を測られ「また注射だ」と、小さな私は何度も覚悟を決めていました。お尻に注射をされて泣きじゃくりながらも、父の優しい声に少しだけ安心したのを覚えています。自宅と医院がひとつになっていたその家は、私にとって、家族の温もりと医療の世界が自然と溶け合う、特別な場所でした。

父が手術をするときには、白衣に包まれて手術室の片隅でじっと見学させてもらうこともありました。また、昼休みには看護師さんと一緒に包帯やタオルを洗ったり、診察室のベッドでおもちゃのマイクを握りしめて歌ったり、笑い声が絶えませんでした。診察室は、私にとって遊び場であり、安心できる空間でもあったのです。

そんな私にとって、父は憧れの存在でした。夜中でも患者さんからの電話があればすぐさま白衣と聴診器を手に出かけていく姿は、頼もしく誇らしいものでした。特に、患者さんを看取ったあと、ご家族から感謝の言葉を受け、少し疲れた顔でその話をしてくれる父の姿は、心に深く刻まれています。

また、父は普段は冗談をよく言う明るい人でもありました。新聞を毎日すみずみまで読み、雑学にも詳しく、患者さんとの会話を楽しむ姿は、私が医師として大切にしている「人との心の通い合い」そのものでした。

家庭では母の存在が大きな支えでした。父の医院を手伝いながらも、小学校帰りの私を膝に乗せて学校の話を聞いてくれる優しい母。その口癖は「人のふり見て我がふり直せ」。他人を責めるのではなく、まずは自分を振り返り、改善する――その教えは、今も私の心の中に息づいています。

そんな温かな家庭で、病気がちだった私は、家族や患者さんとのふれあいを通じて「自分もいつか医師になりたい」と思うようになりました。あのころの弱い自分を乗り越えるように、そして患者さんやそのご家族を笑顔にできる存在になりたいと。

今、小児科医として若いママやお子さんと接するなかで、あのころの私を育んでくれたすべての経験が、日々の診療に生きていることを実感します。病気がちで、父の診察室を遊び場にしていた小さな私が、今度は診察室でみなさんの不安を少しでも和らげたいと思っています。

6月15日　ママが笑顔になる時間

梅雨の中休み、雲の切れ間から差し込む日差しが、しっとりと濡れた街路を明るく照らす6月の午後。湿った空気のなか、彩り豊かなアジサイが咲きほこっています。

クリニックには、小さな子どもを抱えたママたちがつぎつぎと訪れます。診察の合間にお話をうかがうと、どのママも子育てに一生懸命。けれども、疲れの色が見えることも少なくありません。

「最近、夜中の授乳で寝不足続きで……」「子どもがイヤイヤ期に入って、気持ちがすり減って」そんな声を聞くたびに、私はこうお伝えします。

「少しだけ、自分のための時間をつくってみませんか？」

育児は、愛情というエネルギーを惜しみなく注ぎ込む、大切で尊い営みです。そのため、ときには心が疲れたり、体力が追いつかないと感じることもあるでしょう。でも、それは全力で向き合っている証拠です。

だからこそ、ときどき立ち止まって、自分自身をいたわる時間をもつことが大切です。とはいえ「自分の時間」といっても、特別な準備や高価なものを必要とするわけではありません。

たとえば、家事の合間にお気に入りのお茶をゆっくり飲む。好きな香りのハンドクリームを塗る。好きな音楽を流しながら、深呼吸をする。そんな小さなことでも、不思議と気分が変わります。育児の忙しさのなかで忘れがちですが、こうした「自分のための時間」は、ママ自身を元気にしてくれる大切なひとときです。

また、地域の託児サービスや家族の助けを借りて、子どもを一時的に預けてリフレッシュすることも選択肢の一つです。「子どもに申し訳ない」と感じるかもしれませんが、ママが元気を取り戻せば、家族全体の笑顔が増えるのです。サポートを受けることは休むための「賢い選択」だと考えてください。

あるママは、こんな話を聞かせてくれました。

「気分転換に子ども預けて、マッサージに行ったんやけど、施術中ずっと子どものことが気になって、全然リラックスできませんでした」

その気持ちはよく分かります。ずっとそばにいた赤ちゃんと離れるのは、最初は誰でも不安です。でもママも赤ちゃんも、少しずつ慣れていきます。いずれは園や学校に行く日が来るのですから、その準備だと思って、気楽にいきましょう。

まだ子どもと離れる時間を作るのは不安だと感じるなら、お昼寝の時間を自分だけの大切な時間として使ってみるのも良い方法です。先日、診察室で、

「最近、趣味の編み物を再開したんです」

と話してくれたママがいました。お子さんが寝ている間に少しずつ針を進める時間が、リフレッシュになっているそうです。

「育児の合間に、自分の好きなことをできるだけで心が軽くなります」と語る

その笑顔はどこか輝いていて、私も心がほぐれるのを感じました。ママがほっとした瞬間は、きっと子どもにも伝わるのだと思います。

ママが笑顔でいることは、家族全体の幸せにも影響します。育児をひとりで抱え込むのではなく、周りの助けを借りたり、自分をねぎらう時間をもちましょう。ささやかな自由時間の積み重ねが心の余裕を生み、赤ちゃんの安心につながっていくのです。

6月18日　初めての梅雨と乳児湿疹

診察室の窓には雨粒がリズムよく打ちつけ、梅雨らしいじめじめとした空気が漂っています。少し湿った土の香りが風に混じる6月中旬。湿度の高まりとともに、赤ちゃんたちの肌トラブルが増える季節です。

この日、6カ月の赤ちゃんを抱いたママが訪れました。雨に濡れた赤ちゃんの丸い頬をぬぐいながら「先生、最近この子の肌が赤くなってきて、何を使ったらいいか分からなくて……」と心配そうな表情です。

見ると赤ちゃんの頬やおでこには、小さな赤いぶつぶつが見えます。

「湿疹が出るたびに保湿剤を塗ってるけど、これで足りてるんか不安で……」と、ママはバッグからベビー用の保湿クリームを取り出して、私に見せてくれました。

赤ちゃんの肌はとてもデリケートで、湿度や汗、皮脂の影響を受けやすいものです。特に生後2カ月ごろには、ニキビのような湿疹がひどくなる子もいます。

乳児湿疹と呼ばれるこの症状は、胎盤を通じてママの女性ホルモンが赤ちゃんに伝わり、皮脂の分泌を促すことが理由と考えられており、しばらくすると自然に落ち着くことが多いです。

対策は、赤ちゃんの肌のバリア機能を守るために、洗いすぎないこと。「優しく洗うだけで十分ですよ」と話すと「しっかり洗ったほうがいいと思って、ついゴシゴシしてしまってたかも」というママは少なくありません。

赤ちゃんの肌は洗浄力の強い石けんや熱いお湯ではなく、ぬるま湯で優しく洗い、適度に保湿することで肌の健康を保つことができます。石けんを使う場合は、あらかじめ泡立てて、泡で包むようにやさしく洗うのがコツです。また、首、わきの下、足首やおまたなど、しわのある部分も忘れずに洗いましょう。洗い残しがないよう丁寧に行い、洗い終わったあとはしっかり保湿することが大切です。

赤ちゃんの肌を清潔に保つことは、アレルギーマーチの予防にもつながります。ダニやハウスダスト、食べ物などの成分が、肌のバリア機能が弱っているところから入り込んでしまうと、アレルギー反応が起きることがあります。これを「経皮感作《けいひかんさ》」といって、アトピー性皮膚炎や花粉症の原因になることもあります。そのため、毎日のスキンケアで肌をきれいにし、しっかり保湿してあげることが大切です。赤ちゃんの肌を守ってあげることで、将来のトラブルを防ぐことにもつながります。

赤ちゃんの肌トラブルに関してはステロイド剤に対する不安を耳にすることも少なくありません。しかし、正しく使用すれば安全なお薬です。「ステロイド剤は保湿剤と併用して2〜3週間使うことで、効果を発揮しながら安全に湿疹を改善できますよ」と説明すると、たいていのママは少しほっとした表情を見せてくれます。

先ほどの赤ちゃんは、ママの腕の中で小さな手と足をパタパタと振り、とてもご機嫌な様子です。

「湿疹が落ち着いたら、この子ともっと外に出てみたいです」

とママが話すと、その言葉にタイミングを合わせるように、赤ちゃんが元気な声で応えました。そのあまりのかわいらしさに、私は小さな天使の顔をのぞき込み、

「ママと一緒にたくさん遊んでね！」

と話しかけました。すると、ママの顔にも自然と笑みが広がり、その場がやわらかい空気に包まれるのを感じました。

赤ちゃんの肌トラブルは、成長の一部でもあります。湿疹ひとつにしても、親子で向き合いながら少しずつ進んでいく道なのです。

湿度とともに迎える初めての梅雨、雨音の下で親子の絆が深まっていく姿に、この季節ならではの温かさを感じました。

6月30日　そのままの君で、大丈夫

今日は、委託医として定期健診を担当する保育園に向かいました。園に着くと、子どもたちがつぎつぎに「おはようございます！」と笑顔であいさつをしてくれます。その明るい表情に迎えられるたび、私は元気をもらって「今日も頑張ろう」と気持ちがシャキッとします。

保育園は年2回、幼稚園、学校は年1回の医師の訪問による定期健康診断が義務付けられています。健診で見えるのは、子どもたちの健やかな成長だけではありません。保育士さんからの相談も多く、内容は実にさまざまです。発達障害の子との関わり方やアレルギー児への対応、さらに保護者との接し方まで、現場には日々新たな課題が生まれていることを実感します。それでも、保育士さんたちの表情からは子どもたちへの深い愛情がにじみ出ていて、私もそれに応えたいという思いでいっぱいになります。

私は園の先生たちに「この子たちの5年後、10年後を思い描いてください」と伝えています。日々の生活の中で、子どもたちの感情をしっかり育むこと。それは、子どもたちが未来に羽ばたくための土台を築く大切な仕事です。先生たち一人ひとりの努力が、子どもたちにとってかけがえのない時間を作り上げています。

ちょこんとイスに座って健診を待つおむつ姿の子どもたち。「どうやって来たん？」「今日は何食べたん？」とまるで診察する側のように質問をしてくれる子もいます。私は小さなお医者さんにほほえみながら「自転車で来たよ」「今日はおうどん食べて来たわ」と返します。

クリニックで顔を合わせている子は「今日はいつものシールないん？」と少し不服そうな様子の子どももいます。

もちろん、すべての子どもが健診を楽しんでくれるわけではありません。泣き叫んで診察を拒む子もいれば、なかなか口を開けてくれない子もいます。でも、それもまた個性です。「無理強いせず、誠意を持って接すること」が私の信念です。

まだ、私が医師になったばかりのころに、恩師から言われた言葉が、今でも胸に残っています。

「子どもを泣かさずに『お口あーん』ができたら、小児科医として一人前や」

この言葉の意味が、経験を重ねる中で少しずつ分かるようになりました。子どもたちは、大人が思う以上に周囲を観察し、空気を感じ取っています。信頼を得られた瞬間、子どもの表情がふっと和らぐのが分かります。そのとき感じる温かな空気は、私にとって何よりのごほうびです。

健診後に子どもたちからもらうプレゼントに思わず顔がほころぶこともあります。似顔絵つきの「いつもありがとう」のお手紙や、動物の形の折り紙など心温まるものばかりです。

健診の現場で感じることは、私たち大人が子どもたちの「いま」をどう支えるかが、その子たちの未来に直結しているということ。小さな手が、やがて力強く未来を切り拓く。そのために、私たち一人ひとりが何ができるのかを考える毎日です。

そんな現場から、今日もまた、小さな背中をそっと見送りながら、私は静かに心の中でエールを送っています。

「そのままの君で、大丈夫だよ」

甲子園の空に響く熱い歓声に押されて
プラタナスが夏の風に揺れています。
潮風が夢と汗を運んでいます。

夏

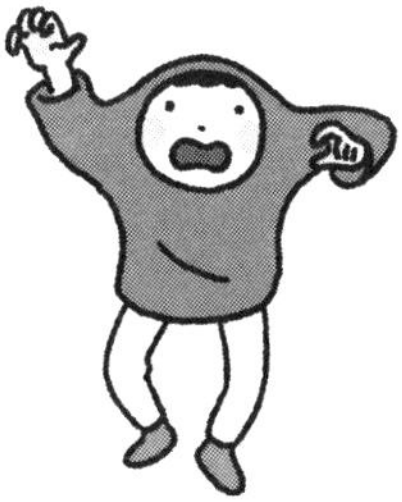

7月1日　画面越しからエールを

コロナ禍が始まって1年目、私たちのクリニックではオンライン診療を導入しました。オンライン診療の資格を取るためには面倒な手続きが必要だったのですが、仕事と子育てに忙しい親御さんにとって便利であるため、主に定期通院のお子さんを対象に行っています。

オンライン診療は事前予約制で、おひとりに1回30分の枠を設定し、通常診察の合間にこちらからお呼び出しするまで画面越しでお待ちいただく形をとっています。私は診察室から、患者さんは自宅や外出先からビデオ通話で参加します。慣れてきた親御さんは、移動中の車の中や駅のホームなどからもアクセスすることがあります。雑音で声が聞こえず「もう一回、話してください！」と大声で話しかけることも。ときには「今どこにいるん？」と聞いてしまうこともあります。オンラインではっきりと診断ができない症状がある場合は、後日、来院してもらいます。

オンライン診療を自宅から受けてもらうと、ご家庭の様子がそのまま画面に映り込むのがありがたいです。それを診察の際に参考にしたり、ママからの相談にも自然と寄り添える場面が増える気がしています。たとえば、ある診療中のこと。私の質問に答えようと、ママが背後のクローゼットから母子手帳を取ろうとした瞬間、山のように積まれた衣類や布団がどさっと崩れ落ちてきたのを見ました。私は「あっ！」と声が出そうになりましたが、慌てて口を閉じ、何事もないような顔をして「お母さん、大丈夫？」と声をかけました。ほかにもごった返した家の中、散らかったおもちゃや洗濯物、書類などで山積みになったテーブルの隙間から、日々奮闘するママの姿が見え、私は思わずその背中にエールを送りたくなるのです。

オンライン診療をメインに行っているもののひとつに、舌下免疫療法があります。舌下免疫療法とは、アレルギー疾患の原因物質（アレルゲン）を少しずつ体内に取り込むことで、アレルギー反応を和らげて体質を改善する治療法で、3〜5年かかる長期的な取り組みになります。初回の受診は直接対面で行い、2回目以降はオンライン診療の対応ができるようにしています。

初回の受診では、診察室で実際に薬を舌の下に入れてもらいます。なかにはやりたがらない子どももいて、親子の間で「やりなさい！」と言っても「イヤや！」ともめてしまう場合もあります。そんなとき、まずは子どもの気持ちを尊重し、丁寧に説明をして、納得してもらったうえで治療を始めることにしています。

舌下免疫療法を受ける子どもの多くは、喘息《ぜんそく》やアトピーなどのアレルギー疾患をもっています。特に春の花粉症がひどかったという理由で、症状が治まってきた6〜7月ごろから治療を始めることが多いです。

オンライン診療では画面越しに診察を行いますが、その向こうに映る日常の風景やご家族とのやりとりに触れることで、患者さんやご家族とのつながりが一層深まるように感じます。

7月9日　プール熱と夏の始まり

診察室の窓越しに、まぶしい日の光が差し込む7月の初旬。幼稚園ではプール遊びが始まり、夏の気配が濃くなってきました。

この日、診察室に入ってきたのは、幼稚園年長の男の子とママ、そしてそのお兄ちゃんと弟さん。兄弟そろっての来院です。

男の子は目をこすりながら「目が痛いねん」と話し、ママは「昨日からずっと真っ赤で、涙が止まらへんくて……」と心配そうな顔をしています。診察の結果「プール熱」（咽頭結膜熱）と診断しました。

「プール熱は感染しやすい病気やけど、手洗いをまめにしたりタオルを別々にしたら予防できるよ」

とママに伝えると、

「そういえば、毎日のようにプールで遊んでたなぁ……」

と納得した様子です。

そこに診察結果を聞いた三男くんが、ママの後ろからひょっこり顔を出して「ぼくのタオルでふいたん？」と聞くと、次男くんが「そんなわけないやん！」と即座に否定。これを聞いていた長男くんが「おまえ俺の勝手に使ったやろ！」と話を蒸し返し、3人の視線が交錯します。

「なんでそうなるん！　使ってへんし」と次男くんが顔を赤くして抗議する一方、三男くんは「ふたりともぼくのやつ使ったらあかんで」と妙に冷静です。

そこにママが割って入り、

「もうあんたらいい加減にしとき。ここ病院やで。とりあえず家に帰ったらみんな手洗ってな」

と軽くため息をつきながら場を収めると、ようやく静かになりました。

診察室で兄弟たちのやりとりを見ていると、彼らの個性や関係性が自然と伝わってきます。このような場面に出会うたび、私は「生まれ順には子どもの個性を形づくるヒントがある」と改めて感じます。

第一子は親も初めての子育てで慎重になりがちな分、しっかり者に育つことが多いように見受けられます。一方、末っ子は「これくらい大丈夫！」とでも言いたげな自由さをもち、のびのびとしていることが多いです。そんな末っ子さんに、少し困らされるお兄ちゃんやお姉ちゃん——そんな姿は、どのご家庭にもきっと心当たりがあるのではないでしょうか。

私自身も三姉妹の末っ子として育ちました。

兄弟や姉妹がいる環境では、親だけでなく上のきょうだいから学ぶことが多く「こうすると褒められる」「こうすれば怒られる」といったことを自然と理解していきます。一方で、上の子たちに囲まれる環境は、ときに競争や我慢を強いられることもあります。きょうだいそれぞれが、特有の個性や生き方を身につけていく姿を見るたびに「型にはめない育児」が大切だと感じます。

最近は、多胎児（双子や三つ子など）も増えている気がします。そっくりな顔、同じ服、しかも名前も似ているとなると、私はなかなか見分けがつきません。それでも、しっかり向き合うと、一人ひとり性格や体質が違うので、「みんな違ってほんとにかわいい」と思います。

親御さんからすれば、一度にたくさんの子どもの面倒を見るのは本当に大変です。感染症にかかれば、全員にうつってしまうし（感染防止の話をしても、ほとんどの親御さんが最初からあきらめています！　笑）、最後にパパやママがダウン……という話はよく聞きます。

子どもが1人だと、比較の対象はつい他人のお子さんやネットの情報など、家庭の外に向きがちです。ところが、多胎児の場合、誕生時からきょうだい間で大きな違いがあるので、その違いを自然と楽しんでいるように思えます。もしかしたら、忙しすぎてこまごましたことを気にする余裕がないのかもしれませんが、それがかえって大らかな育児になっているようです。

どのご家庭でも、わが子一人ひとりが「オンリーワン」。子どもたちの個性を大らかに楽しく受け止め、その成長を見守りたいものです。

　さて、先ほどの次男くんはと言うと……当の本人はじっと説明を聞いていたと思うと、目を輝かせて、

「先生、目が治ったらもっと泳げるようになる？」

「もちろん。しっかり治してまたプールを楽しんでや」

　と私が声をかけると「よっしゃ！」と小声で言いながら、小さなガッツポーズを見せてくれました。

7月10日　元気な夏がいちばん！

夏は外遊びが好きな子どもたちにとっては最高の季節です。キラキラの日差しのなか、外で元気いっぱい遊ぶ声が聞こえてくると、こちらまでうれしくなります。

けれど、そんな夏だからこそ、少しだけ気をつけたい健康リスクもあります。診察室でも、「昨日公園でこんなことをしたよ！」と楽しそうに話す子どもたちの姿にほほえみつつも、やはり気になる症状で来院するケースも多い時期です。

たとえば、この季節に増えるもののなかに手足口病があります。

ある日、診察室に来た3歳の男の子が、手のひらをこちらに見せながら、

「先生、なんでここ、ぶつぶつなん？」

と少し不思議そうな顔をして聞いてきました。私は、

「これね、少しお休みしてたら良くなるよ。だから、ぶつぶつをかいちゃうと、とびひ（皮膚の感染症の一種）になるからかかないでね」

と伝えると、男の子は、

「うん、分かった！」

と力強く答えてくれました。

手足口病はウイルスが原因で、特に小さい子に多い病気です。手のひらや足の裏、そして口の中に小さな水ぶくれや赤い発疹ができるのが特徴です。ときには口の中の症状が痛くなり、ご飯が食べにくくなることもありますが、通常は数日から1週間ほどで自然に治ります。

ほかに、この時期に多いものとして、食中毒にも注意が必要です。子どもは大人よりも胃の防御力が弱く、少しの菌でも影響を受けやすいので、衛生管理には気をつけてほしいものです。

先日、朝一番で、小学校低学年の男の子とママがやってきました。二人とも少し日焼けをしていて、どうやらどこかに出かけたようです。

「昨日ピクニックでみんなでお弁当を食べたら、お腹が痛くなっちゃった」

男の子はしっかりと自分の症状を私に伝えてくれました。お弁当を作ったママは心配そうな顔をしていたので、男の子はそんなママに気を使っているのかもしれません。ママは、

「ちゃんと火を通したものしか入れへんかったけど管理の仕方が悪かったんかも」

と、不安げに話してくれました。そこで私は、

「この時期は、気温や湿度が高いから、クーラーボックスで保管するとか食品の管理は十分に気をつけたほうがいいですね」

とお話しすると、深くうなずいて納得していました。

そして、夏といえば、やっぱりいちばん気をつけたいのが熱中症です。

この年の最高気温を記録した日の午後、外遊びが大好きな4歳の女の子が少しぐったりした様子で来院しました。話を聞くと、炎天下でずっと遊んでいたとのことです。すぐに経口補水液を飲んでもらい、保冷剤をタオルで巻いたものを首すじに当てて、涼しい部屋で休ませることにしました。しばらく経って元気を取り戻し「ありがとう」と笑顔で帰っていく姿に、心からほっとしました。

夏を元気に乗り切るためには、普段から健康的な生活を心がけることも大切です。食事のバランスやたっぷりの睡眠、そしてこまめな水分補給。気温が高すぎる日は、外遊びにも注意が必要です。

そして、「なんだかおかしいな」と少しでも思ったら、すぐに医師に頼ってください。

輝く子どもたちの笑顔。それが、私たち小児科医にとって何よりの喜びです。どうかこの夏も、たくさん遊んで、たくさん笑って、でもちゃんと気をつけながら、家族で楽しい思い出をつくってください。

7月19日　診察室から帰りたくない子どもたち

診察室では、子どもたちの自由な行動に驚かされることがよくあります。夏休み前のこの時期、幼稚園や学校での予定が落ち着き、気持ちが少し緩むのか、クリニックでの子どもたちもいつにも増してのびのびしています。

私のクリニックにある診察台は、小さな子でも登れるように可動式なので、診察が終わるとベッドによじ登ってリラックスし始める子がいます。バスタオルを布団がわりに寝そべったり、予防注射のごほうびにもらったシールを顔に貼り付けたり、しまいにはゲーム禁止の張り紙を無視してスマホでゲームを始めたり……。

「ここ家ちゃうで！　くつろぎすぎやろ！」とママに注意されるのも無理はありません。

低いベッドはイスがわりにも使えますから、壁を背もたれにして、３人きょうだいでちょこんと座っている姿なんかは実にほほえましいものです。ただ、そんな静かな時間はほんの少ししか続かず、すぐに殴り合いのきょうだいゲンカが始まったりするのですが……。

ママが先生となんだか楽しそうに話しているのを見て、お友達の家に遊びに来たものと勘違いしているのかもしれません。

「帰らへん！」と駄々をこねる子もいるのでなかなか大変です。

「今日はこれでおしまい！」と言ったぐらいでは納得しないので「お腹すいたやろ？」「帰ってシャワーあび」などと声をかけます。それでも粘る場合は「汗かいてくっさいわ〜」と言うとやっとあきらめてくれます。

子どもは狭いところが大好きなので、机の下に入ったり、ベッドの下に潜り込んだりすることもあります。

なくしたものを見つけてくれたりするのでありがたいこともあるのですが、

子どもがほこりまみれにならないように、すみずみまでピカピカにしておかなければなりません。

よく来院する子は、何がどこにあるのか分かっているので、自由に動き回ります。「じゃあ、次はシールやな」と言わんばかりに、しまってある引き出しに手を伸ばすこともしばしば。私の膝の上に乗って、先生気分を味わおうとする子もいます。

私の真似をしたいのか、クリニックに来る子どもたちのなかでお医者さんごっこが好きなのは、女の子が

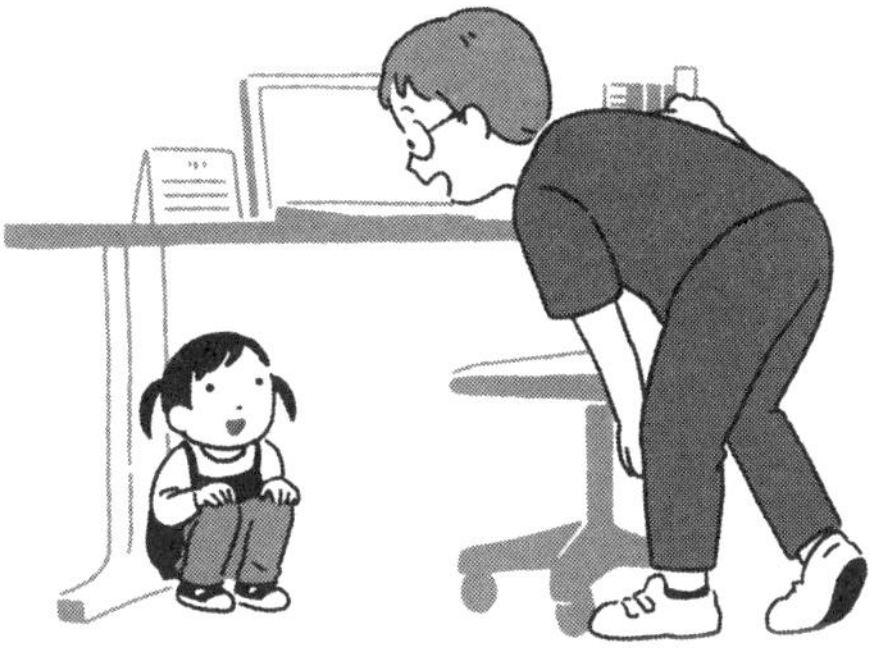

多いように感じます。

いつもニコニコしながら診察室に入ってくる4歳の女の子は、診察のイスに座るなり、開口一番、

「将来、お医者さんになりたい！」

その一言に、私はほっこり。

「頑張ってね。じゃあ将来、先生のお手伝いをよろしくね！」

と声をかけました。すると、女の子は私の首にかかっている聴診器に目を移し、興味津々の様子です。

「これ、使ってみる？」

私は、聴診器を手に取って、耳にかける部分をそっと彼女の耳に当てて、聴診器の先を胸元に置きました。すると、女の子は急に静かになり、真剣な表情で耳を澄ませて自分の心音を聴いています。そして、目を輝かせながら、

「先生、なんか聞こえる！」

と、うれしそうに言うと、今度は自分で聴診器の先を持ち、ママのおなかの

上に当てて診察を始めました。そして、急に真面目な顔をして一言、

「……さっき、お団子を食べましたね。食べすぎに気をつけてくださいっ！」

この診断に私とママは顔を合わせて大笑いです。

子どもたちのそんな姿を見ると、いつか医師の仕事に興味をもってくれる未来を想像してうれしくなるものです。


泣いてばかりの診察室よりも、家のようにくつろいでくれる子どもたちがいるほうが楽しいものです。「先生、また来るね！」と手を振る姿はうれしいけれど、本音を言えば「またね」じゃないほうがいい……。そんなことを思いながら、夏休みが待ちきれない子どもたちの笑顔を見送る日々です。

8月1日　開院記念日

8月1日は私にとって特別な日です。2012年、ロンドンオリンピック。内村航平選手が体操で金メダルを獲って日本中が感動に包まれていたあの日。熱い歓声で盛り上がっていたなか、私のクリニックが開院しました。

開院の準備は、新しいことへの挑戦という楽しさもありましたが、不安やプレッシャーのほうが勝っていました。医師としてだけではなく、クリニックの経営者として、内装からスタッフの採用、運営の段取りまで、すべてが初めての作業で手探りの連続です。オリンピックの輝かしいニュースを耳にしながらも、正直それを楽しむ余裕はなく、金メダルのニュースも開院からしばらく経って知ったほどです。

それでも、あの日の様子は今でも鮮明に覚えています。診察室に赤ちゃんを抱っこして入ってくるママの笑顔を見ると「この場所をつくった意味がここにある」と心から感じました。

あれから12年が経ちました。当時、診察室で泣きじゃくっていた赤ちゃんが、付き添いの親御さんを待合室で待たせたまま、ひとりでドアをノックし、自分の症状を私に説明してくれます。その成長を見るたびに、子どもたちの無限の可能性と喜びを感じます。同時に、私も医師として成長させてもらっているなと感慨深く思うのです。

開院記念日といえば、忘れられないのが「夏祭り」です。開院1周年のとき、「何か特別なことをしたい！」と、スタッフで話し合い、クリニックの駐車場を使って縁日を開催しました。ヨーヨー釣り、スーパーボールすくい、輪投げ——子どもたちが喜ぶものを用意して、小さな夏祭り会場をつくりました。近くの薬局さんに協力をお願いして、準備は大忙し。それでも「みんなに楽しんでもらおう！」という気持ちだけで走り抜けました。

もともと、クリニックの常連さんだけが来るものと思って準備をしていましたが、当日は予想をはるかに超えて、駐車場は大混雑！　浴衣姿の子どもたちが「先生、先生！」と駆け寄ってくれる一方で、私は交通整理をする始末に。それでも、たくさんの笑顔を見るうちに疲れなんてどこかへ消えてしまいました。

秋になっても「ヨーヨー楽しかった！」「先生、お祭りありがとう！」と話してくれる子がいて、診察室ではしばらくお祭りの話題でもちきりでした。

その後の周年記念は、スタッフとの相談の結果、子どもたちが喜ぶ別の形で感謝を伝えることにしました。オリジナルデザインのうちわやタオルを作り、来院する子どもたちに配りました。ちょっとしたプレゼントですが「かわいい！」「先生、これ使ってるよ！」という声を聞くたび、これもひとつの「ありがとう」の形なのだとうれしくなります。

開院記念日は、これまでの歩みを振り返るだけでなく、これからのクリニックについて考える日でもあります。「ここに（クリニックが）あって安心」と思ってもらえる場所であり続けること。そのために、子どもたちやご家族にとってもっとホッとできる環境をつくりたい。どんなに時代が変わっても「子どもたちの健康を守る」という私たちの使命は変わりません。

8月7日　ママたちも「帰りたくない」診察室

真夏の診察室は、子どもたちの元気な声と一緒に、夏休みの日常にどこか疲れた表情のママたちが訪れる場所でもあります。

ときには、診察が終わってもママがイスから立ち上がらないことも。

「先生、ちょっと聞いてくれへん?」と話が始まりますが、それが「ちょっと」で終わることはあまりありません。

ある日の診察室に訪れたママは、どこかそわそわした様子です。子どもの診察が終わると「待ってました!」と言わんばかりに、

「最近、家の中がカオスなんです」

と勢いよく口を開きました。

「上の子がイヤイヤ期、下の子は夜泣き、夫は帰りが遅くて家事も育児も私ひ

とり……。なんかもう、何が正解か分からないんです！」

どれほど大変なのか、その口調からも切実さが伝わってきます。診察台の上では、お子さんが退屈そうに足をブラブラさせています。

「ママ、まだ？」「もう帰ろうよ！」と駄々をこねる声が響きます。それを聞いたママは少しイライラした様子で、子どものほうを振り返り、

「待って！　先生と大事な話してるから！」

とぴしゃり。一瞬の静けさが訪れるなか、むしろ私のほうが恐縮してしまうほどでした。

診察室は、小児科という枠を超えて、ママたちが安心して話せる場になっているのかもしれません。

もちろん、私ができることには限界があります。それでも「先生に聞いてもらうだけで気持ちが楽になった」と言われると、少しは役に立てているのかなと思います。

日々、子どもたちと向き合う時間のなかで、ママたちとも心を通わせる大切

さを感じます。診察室が家族の健康と笑顔をつなぐ場所であり続けられるよう、これからも小児科医としてできる限りのサポートをしていきたいと思っています。

ママが「スッキリしました！」と笑顔で帰る姿を見て、そばにいる子どもが「ママ、次はぼくの番やで！」と元気に声を上げる——そんなやりとりに、真夏の暑さも少しだけ和らぐ気がします。

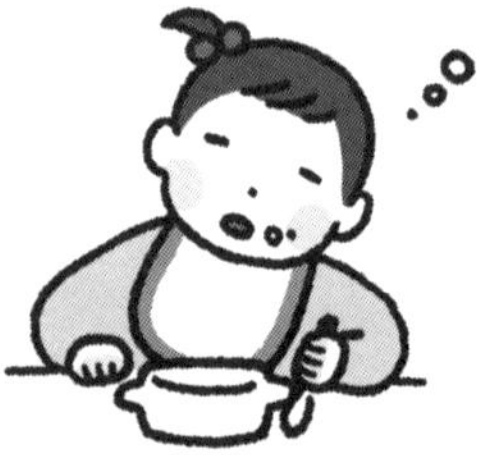

8月18日　抱っこがつなぐ愛情の時間

クリニックの前に立つプラタナスの木は、この猛暑でぐったりとした様子です。葉は日差しに焼かれたようにしおれ、枝は重たげに垂れ下がっています。それでも、幹にしがみついたセミの声だけは妙に元気で、「夏はこれからだ！」とでも言いたげに響き渡ります。

午前9時の診察が始まると、待合室はすぐに赤ちゃんを抱いたママたちでにぎやかになります。この日も、生後5カ月の赤ちゃんを抱いたママが、少し疲れた表情でやって来ました。

「抱っこばっかりしてると甘えんぼうになるって、この前義理の母や親戚に言われて……。ほんまにそんなことあるんですか？」

ママの顔には、どこか不安と迷いが浮かんでいます。親戚や周囲から「抱き癖がつく」と繰り返し言われるたびに、自分のやり方が間違っているのではないかと思ってしまうのでしょう。私は赤ちゃんの様子を確認しながら、
「大丈夫。むしろ、抱っこすることは赤ちゃんの成長にとって大切ですよ」
と伝えると、ママの顔がふっと緩みました。

赤ちゃんが泣くたびに抱き上げ、寝かしつけも抱っこ。そんな毎日は決して無駄ではありません。特に2歳くらいまでは安心感を最も求める時期です。この時期にしっかりと抱きしめられることで、子どもは自信と安心感を得て、やがて自然に自立していきます。逆に、十分なスキンシップを得られなかった場合には、不安感が心に残ることもあります。

ある小児科学会の講演で、浮世絵好きの先生が語られたエピソードが印象的でした。浮世絵に描かれた母子の姿は、添い寝をしたり、おんぶをしたり、着物のそばに寄り添う姿など、常に母子が密着していました。興味深いのは、その母と子が「同じ方向を向いている」ことです。

たとえば、おんぶされた子どもは母親の背中越しで同じ景色を見ています。「ほら、あそこに虫がいるよ」というママの言葉に、子どもも一緒に視線を向ける……。これが日本の子育ての姿勢でした。このような行動は「共同注視」と呼ばれ、発達において重要な段階でもあります。ママが見ているものを子どもも一緒に見ることで、言葉を覚えたり、相手の意図を理解したりする力が育まれるのです。

「こんなに甘やかしていいんでしょうか?」という質問は、実はこのママ以外にもよくあります。私はいつも自信をもって「たっぷり甘やかしてください!」と伝えています。

幼いころに存分に甘えた子ほど、やがてしっかりと自立するものです。「抱っこしてあげる時間は、長い人生のなかでほんのわずかな期間ですよ」と言うと、少し驚いた顔をするママもいますが、その貴重さに気づいてもらえるとうれしく思います。

私とママが診察室で話しこむ間、赤ちゃんはきょろきょろと周囲を見回したり、ママの顔を見たりしながら、安心した表情を浮かべています。

「この子、抱っこされたらすぐ寝るんです」

ママは赤ちゃんと目を合わせると、笑いながら話します。私が、

「世界でいちばん安心できる場所やからね」

と答えると、ママはふっと肩の力を抜いたように見えました。

8月28日　2学期への小さな一歩

診察室にはあいかわらず、にぎやかなセミの声が響いてきます。厳しい暑さは続くものの、日が少しだけ短くなり、夕方にはどこか秋の気配も感じられるようになりました。夏休みが終わりに近づくと、子どもたちの来院が増えます。宿題の追い込みで夜更かしが続いたり、外遊びが続いて疲れたりするなかで、体調を崩してしまうのです。

そんななか、小学5年生の男の子が、ママと一緒に診察室を訪れました。熱はなく、のどの痛みも特にないけれど、「頭が重い」「体がだるい」とのこと。少し話を聞くと、夏休み中ずっとゲームをしていたそうで、生活リズムが完全に崩れていました。「学校、行きたくないん？」と尋ねると、男の子は目をそらしながら小さくうなずきます。

最近、夏休み明けの2学期から学校に行けなくなる子どもが増えています。2023年に発表された文部科学省の調査では、小中学校における不登校児童・生徒の数は34万6482人となり、前年度比で22・1%増加しています。約35万人という数字に驚いた方もいるかもしれません。小学校で約47人に1人、中学校では実に約15人に1人が不登校という状態です。

不登校の理由は本当にさまざまです。友達との関係や家庭の問題、勉強へのプレッシャーなど、その子なりの事情があります。特に発達に偏りがある子どもたちにとって学校は大きなハードルになることがあります。また、最近では「ただ行かないだけ」という子も少なくありません。「家が好き」「学校に行く理由が見つからない」などの気持ちから、不登校の状態になることもあります。

「学校が嫌い」というより「家が好き」という理由は、便利な世の中がそれを後押ししているのかもしれません。家では、ゲームや動画、楽しいものが簡単に手に入ります。外に出なくても宅配サービスやネット環境が整っていれば、不便を感じることはほとんどありません。

小児科医として私にできることは限られています。子どもから話をじっくり聞いたり、学校の先生につないだり、心療内科を紹介するなどということをしています。そして親御さんには「家の居心地を良くしてください」と話しています。心地の良い場所でリラックスすれば自分を見つめる時間が増えます。やがて「外に出てみようかな……」という気持ちになることが多いです。

すぐには答えの出ない問題に対して、とにかく焦らず、気長に待つ作業を、家族と一緒にしていきましょう。そのなかで、子どもたちがどんな毎日を過ごしているのかを、少しでも引き出し、笑い合える時間を共有してほしいと考えています。

夏休み明けは、子どもたちが小さな一歩を踏み出す時期です。診察室で聞く「宿題が終わらへん」というぼやきや、「先生、2学期の行事で楽しみなことある？」という笑顔交じりの質問に、私は元気をもらっています。夏の名残を感じるこの季節、子どもたちの歩みを親御さんと一緒に見守れることが、小児科医としての喜びです。

9月10日　夏の終わりと「おねしょ」のはなし

夏休みが終わると、子どもたちがひとまわり大きくなったように感じます。日焼けした頬、少し短くなったズボン、ぐんと伸びた背丈。心も体も成長するこの時期に、子どもたちのたくましさを感じる親御さんは多いのではないでしょうか。

そんなある日の午後、診察室にひとりのママが入ってきました。何か悩んでいるようでどことなく暗い雰囲気が漂っています。

「もう小学4年生やのに、うちの子まだおねしょが治らなくて……」

ママは少し恥ずかしそうに、それでも真剣なまなざしで話をします。息子さんは夏休み中、友達の家にお泊まりの誘いがあったそうですが、おねしょが気になって泣く泣く断ったそうです。

夜尿症は、子どもにとって決して珍しいことではありません。実際、小学生のなかでも約5～10%の子どもが夜尿症を抱えているといわれています。その原因はさまざまで、膀胱の発達やホルモンの分泌のタイミング、睡眠の深さなど成長のプロセスが影響しています。決して「しつけが足りない」わけではありませんし、紙おむつや布おむつ、さらにはおむつ外しの時期なども関係ありません。

ただ、夜尿症が続くことでお子さんが自信をなくしたり、家族が悩む原因になったりするようであれば、医師に相談するのがおすすめです。適切な治療法が見つかれば、親子ともに気持ちがぐっと楽になるかもしれません。

治療方法はさまざまです。生活のリズムを少しずつ整えることから始めます。たとえば、寝る前に水分を控え、就寝前にトイレに行く習慣をつけるだけでも効果があります。

それでも難しい場合は、医師に相談して、夜中の尿量を抑える役割をもつ抗利尿ホルモンの薬を使うことも一つの方法です。さらに、「おねしょアラーム」と呼ばれる専用のパンツを使って、排尿をコントロールするトレーニングもできます。このパンツは、濡れると音で教えてくれるので、少しずつ子ども自身が夜中に気づけるようになっていきます。

ママたちは、いつまでもおねしょが治らないと、「このままで大丈夫かな？」と心配になるかもしれません。

でも、大切なのは「あせらない・怒らない・起こさない」ことです。夜尿症は、多くの場合成長とともに自然に解消します。何よりもお子さんの気持ちを尊重し、「まだ治らない」ではなく、「ゆっくり育っている」と考えてみることが大切です。

診察室での話が一段落し、ママがほっとした表情でふと話し始めました。

「実は私も小学校3年生までおねしょしてたんです。うちの母も、ずいぶん心配してたみたい。でも、ある日運動会の徒競走で一番になったことがあって。それが自信になったのか、気づいたら治ってたんですよね」

夜尿症は、一歩ずつお子さんのペースで解決していくものです。その歩みを温かく見守りながら、親子で一緒に成長していくのも、また素敵な時間なのかもしれません。

9月21日　ハイハイと子どもの成長

窓の外はまだ夏の名残を感じますが、日差しは少し優しくなってきているのを感じます。湿った風がカーテンを揺らし、セミの声も控えめになって、秋が近づいているのをそっと教えてくれているようです。

この日、診察室に入ってきたのは、10カ月健診にやってきた赤ちゃんとママ。深刻な悩みを抱えている様子です。

「周りの子はもう立ち始めてるのに、うちの子はまだハイハイなんです。このままで大丈夫ですか？　お兄ちゃんのときは、この時期にはもう立ってました」

ママは、そう言いながら胸に抱く赤ちゃんの顔をのぞき込むと、赤ちゃんはケラケラと笑ってご機嫌です。私は、赤ちゃんの背中をさすりながら元気な様子を確認します。そして、ママに笑顔を向けながら、「心配ありません。ハイハイをたくさんするのはとてもいいことですよ」と話すと、ママの顔がパアッと明るくなりました。

健診では、ママたちからいろいろな相談を受けます。たとえば、断乳のタイミングや離乳食についての悩みが多く、「離乳食をなかなか食べてくれない」「手づかみで食べようとしないけれど大丈夫？」「ちゃんと噛めているのか心配」といった声をよく耳にします。

そんなとき、私は「食べている様子があれば大丈夫。いちばん大切なのは、〝食べることに興味をもっているかどうか〟です」と伝えています。そして、離乳食については、「作るのが大変なときは、市販のベビーフードに頼っても全く問題ありませんよ」と話すこともあります。最近は栄養バランスが考えられた便利な離乳食がたくさん売られていますから、無理をしないことです。

また、食事については「いろいろな種類の食べ物を少しずつ試してみましょう」とおすすめしています。これは、同じ食品をずっと食べ続けるとアレルギーのリスクが高まることがあるからです。いろいろな味や食感も経験するので、食の楽しみも広がります。

先ほどのママの悩みにあったハイハイについても、個人差があるものなので、「焦らず、赤ちゃんのペースを大切にしてあげてください」と伝えています。ハイハイの時期は子どもによって大きな差があります。私はむしろハイハイの時期が短すぎるほうが問題だと考えています。

ハイハイを試しにやってみたことはありますか？　実際にやると分かりますが、ハイハイはとても体力が必要です。赤ちゃんはハイハイを通じて、下半身や足、骨格をしっかり鍛えているのです。そのため、ハイハイの時期が短すぎると、体幹が十分に鍛えられないまま直立してしまい、股関節に余分な負担をかけ、O脚になってしまうこともあります。

私はいつもママたちに「たくさんハイハイをさせてあげて」とお伝えしてい

ます。赤ちゃんの体幹や下半身を鍛えるには、ハイハイがいちばんだからです。

もし長い間ハイハイをしているようなら、「体がしっかり鍛えられているんだな」と思って安心して見守ってあげてください。無理に立たせる必要はありません。目の前のわが子が何をしているかをしっかり見てあげましょう。

そして、ちゃんと歩けるようになったら、抱っこバンドは卒業です。私は「歩けるようになったら、手をつないで一緒に歩いて」と伝えています。大人が幼い子のペースに合わせて歩くのは大変ですが、この運動が健康な体をつくるのです。抱っこバンドやベビーカーで過ごすことが多いと、子どもに必要な運動量が足りなくなってしまいます。

大切なのは、子どもをほかの誰かと比較しても得られるものはほとんどないということです。ママがよく陥りがちな比較には、大きく分けて3つありま

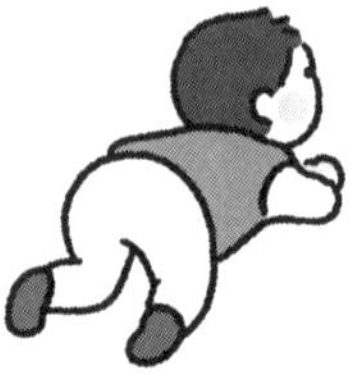

す。それは「周りの子どもとの比較」「きょうだいとの比較」、そして「育児情報や平均値との比較」です。

こうした「比較」が親の不安を大きくしてしまうのです。私も日々の診察で、多くのママたちがその罠にはまっている様子を目にします。

先ほど登場した、ハイハイの時期で悩んでいたママ。ひととおり悩みを吐き出し、問題ないことに安心したようで、診察室をあとにする際、

「今日は安心しました。これからはこの子のペースを見守ります」

と笑顔を見せてくれました。赤ちゃんは抱っこバンドの中で安心したのか、すやすやと眠り始めていました。

歩道にカラフルな葉が舞い落ちて
澄みわたった秋空の下で木漏れ日がゆらぎます。
焼き芋の甘い香りに心がほどけます。

秋

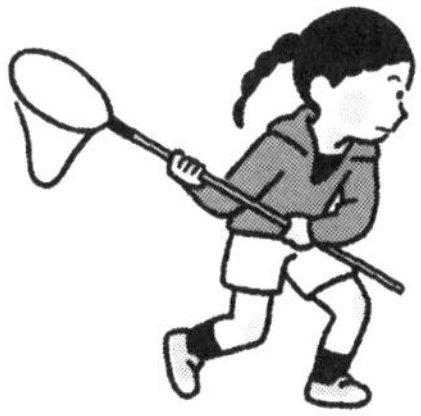

10月6日　スマホとの上手な付き合い方

夕方の日の光の黄金色が強くなり、秋の気配が少しずつ感じられるようになりました。夏の熱気が和らぎ、肌に涼しさを感じる10月になりました。

この日は1歳半の赤ちゃんとママが入ってきました。赤ちゃんはベビーカーに座り、夢中でスマホの画面を見つめています。ママが少し申し訳なさそうに言いました。

「先生、この子、スマホがないとぐずって……。こういうの、あんまりよくないですよね？」

スマホやタブレットが育児のなかで欠かせないツールとなっている今、ママからこうした相談を受けることは珍しくありません。

「泣きやまないときに使うと助かるんやけど、やっぱり心配で」

とママの声にもどこか不安がにじんでいました。

結論から言うと私は、2歳まではスマホやタブレットは見せないほうがいいと考えています。2歳までというのは、それが脳にとって非常に貴重な時期だからです。

1歳半で1語文、2歳で2語文程度の発語が確立するのですが、発語が遅れる可能性があるのでそれまではネットの映像によって脳に刺激を入れることはさけたほうがいいと思います。

2歳までの子どもの発達は劇的です。身体も2、3歳になって体重が10キログラムを超えると安定していくのですが、脳の成長も2歳までが非常に大きいのです。

赤ちゃんの脳を最も刺激するのは、スキンシップ、そして、ママをはじめとした周囲の人との直接的な会話です。身体全体への刺激が、脳の刺激となるのです。

待合室などで子どもの様子を見わたすと、スマホを渡された子どもは長い間静かに画面を見ています。一方、スマホを使わないママは子どもを泣かせないために、抱っこして声をかけたり、絵本を読んだり、おっぱいをあげたりと大忙しです。それでも、泣きやまないことはあります。そのようなとき、抱っこして外の空気に触れたり、ゆりかごのように少し揺らしてみたり、一生懸命に話しかけたり……と大変です。

ただ、どちらの赤ちゃんの脳に多くの刺激が加わっているでしょう。もちろん、それは後者です。ママとのスキンシップや会話を含めた双方向のやりとりが多く発生しているからです。たった数分でもこれだけのスキンシップの差が生まれるのですから、これが2年間続くとしたら、どれほどの差が生まれるのか考えてみてください。

スマホやタブレットの使用は、脳への刺激が限られてしまうだけでなく、運動の量も不足してしまいます。結局、じっとしている時間が増えてしまうからです。

もちろん、デメリットばかりというわけではありません。

空間を想像する能力や、立体に慣れる感覚は、スマホやタブレットを使うことで鍛えられる部分もあるでしょう。映像を使った分かりやすい表現が得意になり、文章を介さない新しいコミュニケーションの形をつくりだすことにもつながるかもしれません。

今は生活スタイルがどんどん変化している時代ですから、いずれ子どもたちもスマホやタブレットを使うようになります。特に3歳以降であれば、1日の時間を決めるなどメリハリをつけながら気分転換の道具として使うのは悪いことではありません。

それにスマホはママにとっても強い味方です。

最近では、「おっぱいをいつ、どれくらい飲んだか」や「うんちの回数」を記録してスマホで見せてくださるママも増えています。写真や動画も大活躍です。たとえば、うんちの色や状態を写真に撮っておいてもらえれば、お子さんの健康状態がよく分かりますし、肌にできたぶつぶつの様子も記録しておいてもらえると診察の助けになります。

咳やけいれんの様子を動画で見せてもらえると、その場にいない私たちにも状況がよく伝わります。喘息の症状が夜だけ出るお子さんの場合、こうした動画は診断の大きな助けになるのです。

また、熱の記録も付けてもらえると、体調の変化が把握しやすくなります。これには私もいつも感謝しています（ただ一つ困るのは、スマホの文字が小さすぎて年々見えづらくなっていることです。できればスマホが電子カルテと連動してくれたら最高なのですが。どなたか開発してください！笑）。

ただし、スマホはあくまで補助的なツールです。ママが赤ちゃんを抱いて話しかける時間が何よりも大切です。

「スマホはとっても便利やけど、赤ちゃんとの時間も大事にしながら気楽に使っていきましょう」

と伝えると、ママは「日中にもう少しだけ本を読んだり歌ったりしてみようと思います」と笑顔を見せてくれました。

デジタルの便利さと、人の温もり。それぞれのバランスを上手にとりながら、子どもの成長を見守る大切さを改めて感じた一日でした。

10月10日　子どもの安定は親の安定から

穏やかで過ごしやすい秋の日はご褒美のように感じます。風に乗って漂うキンモクセイの香りに癒やされ、クリニックの外でつい足を止めてしまうほどです。秋の気配が濃くなるこの時期は、涼しさと心地よさが増す一方で、夏の疲れが出やすい時期でもあります。

この日、診察室にやって来たのは、3歳の男の子とママ。男の子は「帰る!」「いやや!」と診察台の上で足をじたばたさせ、全力で抵抗しています。ママは「ちょっと静かにして、ここ病院やで……!」と焦りながら、小声でなだめようとしますが、男の子はさらに暴れて握りしめていたお気に入りのミニカーも投げ出してしまいました。ママは「あかん、今日はおもちゃも効けへんわ……。これで気を紛らわせてくれると思ったのに……」と困ったようにつぶやきながらも、男の子から手を離すことができません。

子どもが泣いたり、騒いだりする理由はその場だけのものではないことが多いものです。来院前の出来事や体調、あるいはもっと前に感じた不安やストレスが影響していることもあります。この男の子も、どうやら朝早く目が覚めてしまい、眠気が残っているようでした。「昨日の夜はあまり寝ていないみたいで……」とママが話してくれました。

子どもが不安やいら立ちを感じて泣き出すと、親御さんも思わず焦ったり困ったりしてしまうことがありますよね。

特に外出先で泣き声が響くと、「早く泣きやませなきゃ」と気持ちが急いてしまうのは、どんな親御さんにとっても自然なことです。でも、実はその焦りや緊張が、お子

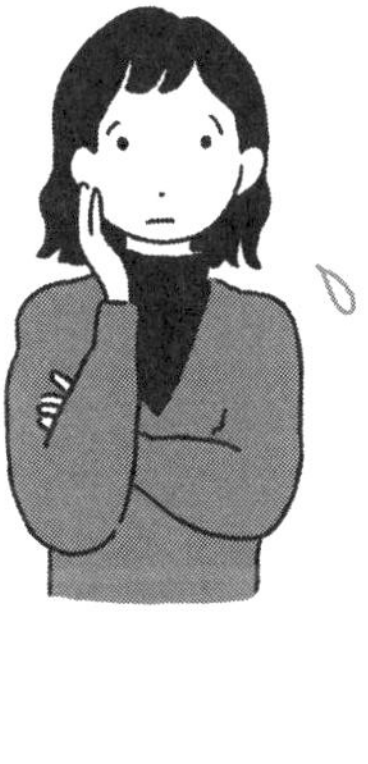

さんにも伝わってしまうことが多いのです。このママも、泣きやませようと必死で、男の子を見る目が少しきつめに映りました。そこで私は、

「ママ、まずは深呼吸」

と笑顔を向けながら伝えました。

「ママの心が落ち着いたら、子どもも自然と安心することが多いですよ」

とつけ加えると、ママは少し驚いた表情を見せましたが、やがて、

「確かにそうやわ。私が焦ってるときはいつも余計に泣いてるかもしれません」とうなずいてくれました。

子どもは、大人が想像する以上に、親の表情や声のトーンに敏感です。ママが穏やかな気持ちで接すると、不思議とその穏やかさが伝わり、子どもの心も静かに落ち着くことがあります。これは、親子の間に築かれた深い信頼関係のおかげです。親御さん自身が「大丈夫」と感じられると、その安心感は自然と子どもにも伝わり、家族全体に穏やかな空気が広がります。

子どもの安定した心を育むためには、まず親御さん自身が心に余裕をもつことが大切です。忙しい日々のなかで、疲れたりイライラしたりするのは誰にでもあること。でも、ふと深呼吸をして心を整えるだけで、親の穏やかさが子どもの安心感につながる——そんな大切なことを、日々の診察のなかで改めて感じています。

まずは親自身が一息ついて落ち着くことで、子どもの心の安定につながるのだと改めて感じました。

10月27日　注射が怖くなくなるとき

　その日も診察が始まる前から、にぎやかな声が聞こえてきました。ワクチン接種に来た3歳の女の子が、注射が怖くてママにしがみつきながら泣きべそをかいています。

「注射なんて嫌や！　もう帰る！」そう必死に訴える女の子に、ママは苦笑いを浮かべながら「朝からずっと怖いって言ってたんです」とポツリ。いよいよ名前が呼ばれ、ママに手を引かれて診察室に入ってきた女の子は、部屋をぐるっと見わたして、こう言い出しました。

「青いイスに座って（注射を）やる！」

　スタッフが急いで隣の部屋から青いイスを運び込むと、女の子は少し落ち着いた様子でそのイスに腰を下ろしました。しかし、次の瞬間にはまた一言。

「やっぱり黄色！」

黄色いイスを持ってくると、また、

「ちがう！　白いのがいい！」

と言い出します。けれども、クリニックには白いイスはありません。このやりとりにしびれを切らしたママがついに、

「もう、ええかげんにしいや！」

と声を上げました。

結局、ママが強引に収める形となりましたが、私はそんなときでも無理に押さえつけたり急いで注射をしたりはしません。子どもたちが自分で納得し、安心できることが、治療を進めるうえで何よりも大切だと考えているからです。

実際、注射を怖がる子どもは少なくありません。それでも、「子どもには分からないから」と言ってだまして連れてきたり、詳しい説明を省略してしまうのは長い目で見てよくありません。むしろ、「今日は注射を打つよ」と正直に説明することで、子どもたちが安心感をもち、心の準備ができることが多いの

です。たとえば、インフルエンザの予防接種の場合なら「これはインフルエンザにならないようにするための大事な注射だよ。ちょっとチクッとするけど、終わったら楽しいことが待ってるから頑張ろうね」といった具合に話します。

私は、この女の子とママに「プレパレーション」と呼ばれる方法を試しました。これは、注射の手順や意味を簡単な動画で分かりやすく伝えるものです。画面に映るキャラクターたちが楽しそうに注射を受ける様子を見ると、女の子は最初は泣きそうな顔をしていましたが、少しずつ落ち着いてきました。そして、

「ちょっとチクッとするだけなん？」

注射は「怖いもの」から「健康を守るために必要なもの」という認識に変える第一歩です。

いよいよ準備が整い、注射の瞬間が訪れました。私は、

「大丈夫。終わったらママがぎゅーってしてくれるよ」

と優しく声をかけると、女の子は目をぎゅっと閉じ、腕を差し出しました。

注射が終わると、

「えっ、もう終わったん？」

と驚いた表情を浮かべながらもホッとした様子。不思議なことに、注射を打つ前には大泣きして暴れていた子が、いざ注射が終わると、ケロリと機嫌が直ることがよくあります。どうやら子どもにとっては、「痛みそのもの」よりも「注射に対する恐怖感」のほうが強烈なようです。

その後、「そんなに痛くなかった！」と得意げな笑顔を見せてくれました。

注射を終えたあと、ママから、

「先生、動画を見せてもらってよかったです。これからはちゃんと注射の話をしてから来ますね」

という言葉がとても印象的でした。子どもたちの不安を和らげるためには、私たち医療者だけでなく、親御さんと一緒に準備を進めることが重要だと改めて感じた瞬間です。

クリニックでの日々のなかで、私は「未知のもの」を「分かるもの」に変えることを心がけています。これはご家庭でも同じです。たとえば、お医者さんごっこをしながら注射の流れを遊びに取り入れることで、子どもたちは少しずつ安心感をもてるようになります。説明や準備には時間がかかりますが、その積み重ねが「安心」という土台をつくり、子どもたちが新しい一歩を踏み出す手助けになるのです。

そして私は、子どもを泣かさずに注射を

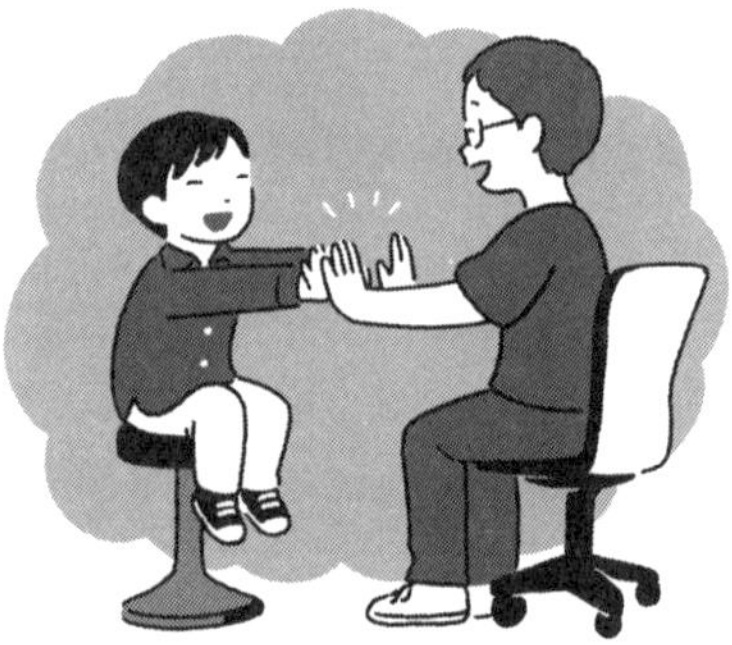

打つことを密かな目標にしています。子どもが泣かずに注射を終え、ママが「えらい！　よく頑張ったね！」と声をかけるのを聞くと、私は心の中でガッツポーズをしています。「それ、私にも言ってますよね？（笑）」と、密かに自分をねぎらう瞬間です。

11月5日　絵本がつなぐ親子の時間

秋の風が肌寒さを運ぶ日が増え、クリニックの前を行き交う人々の多くがコートに身を包む姿が目立つようになりました。その足取りには、秋の深まりとともに忍び寄る冬の気配が漂ってきます。

この日は、かわいらしい紅葉色のコートを着た4歳の女の子とパパが訪れました。

診察後、女の子がバッグからお気に入りの絵本を取り出し、

「これ、パパと読んだ！」

とうれしそうに話します。その笑顔を見て、私もふと、わが子たちに読み聞かせをしていたときのことが頭に浮かびました。

読み聞かせは、親子で過ごす大切な時間です。疲れているときや忙しい日

もありましたが、夜ベッドで子どもたちと絵本を開く時間だけは特別でした。「もう一回読んで」とせがまれることも多く、同じ話を何度も読むうちに、私自身がその絵本のセリフを覚えてしまったほどです。

子どもが絵本を繰り返し読むのは、ただその絵本が好きだからだけではありません。その理由には、小さな心が物語の流れを予想し、「やっぱりこうなる！」という安心感と喜びを味わっているからです。そして、それ以上に大切なのは、親御さんと一緒に過ごすその時間が、子どもにとってかけがえのない宝物だからです。

お気に入りの絵本を繰り返すことで、語彙や表現も自然に身についていきます。「違う本も読んだほうがいいのでは」と心配になるかもしれませんが、子どもが選んだ本を一緒に楽しむことが、心の成長につながります。

絵本の読み聞かせには、相手の気持ちを想像する力を育む効果もあります。「この登場人物は何を考えているんだろう？」「次はどうなるのかな？」と想像することで、子どもの心が豊かになります。

最近は動画やゲームが主流で、目に見える情報があふれていますが、絵本を通じて「見えないものを感じる力」を育てることはとても大切だと感じています。また、読み聞かせは子どもだけでなく、親にとってもプラスです。音読は脳を活性化させる効果があり、大人の「脳トレ」としても役立ちます。同じ本を何度も読むことで、新しい発見をしたり、物語の奥深さに気づくこともあるでしょう。

先ほどのパパは、自分の膝の上で絵本を開き、楽しそうにページをめくるわが子を優しいまなざしで見つめながら、「家で読み聞かせをすると、すごくリラックスしてくれるんです。ぼくのほうも癒やされます」と話してくれました。私も「絵本は子どもの心を豊かに育む最高のツールですね」と応じました。

絵本は、親子が一緒に感じ、考え、笑う時間をつくり出してくれます。その時間は、動画やゲームでは得られない、かけがえのない体験です。女の子は帰り際にも絵本をしっかり抱え、「またね」と元気に手を振ってくれました。

親子でお気に入りの一冊を見つけて、絵本を囲む時間をぜひ楽しんでほしいと思います。そのひとときが、子どもたちの未来に輝く想像力を育む時間となるのです。

11月16日　発達障害を早く知るために

季節が秋から冬へと向かうころ、私が委託医を務める幼稚園では運動会を終えた子どもたちが少し落ち着いた様子を見せています。

私は7つの保育園と1つの幼稚園で委託医を、1つの中学校で校医をしているので、かなりの数の子どもたちの発達をみています。同時に、保育士さんとも話をするなかで、「発達障害かもしれない」という子を一定数見つけることになります。確定診断にはさらなる検査や問診が必要ですから、保育士さんから親御さんへその旨を伝えるようにお願いすることになります。

しかし保育士さんたちは「発達に少し不安がある子どもを親御さんにどう伝えるか」に悩むことが少なくありません。「親御さんがどう受け止めるか分からなくて……」という声をよく聞きます。その結果、支援が遅れてしまうこともあり、子どもが困難を抱え続けるケースもあります。

発達障害という言葉が広く知られるようになった一方で、その特徴や対応の仕方についてはまだ誤解が多いと感じます。

発達障害は、定型発達（いわゆる通常の発達）と比べて得意・不得意に大きな偏りがある状態を指します。「病気」ではありません。その子の特性を理解し、適切にサポートすることで、その子の強みを活かし、生活の質を向上させることができます。

発達障害は大きく次の3つに分けられます。

●自閉スペクトラム症（ASD）

特定のものごとへのこだわりや、コミュニケーション、社会性の障害があげられます。文脈からの理解、人の気持ち、場の雰囲気を察することが苦手です。自分の世界をもっているため、得意分野を伸ばすことができます。得意なことを活かせるように環境を整えることが大切です。

生活に支障をきたすこだわりが始まりそうなときには、ほかのことに興味を向けるようにします。予定の変更が苦手な子の場合、急な変更はさけ、前もって伝えるようにします。体験した感情（「びっくりしたね」「悲しかったね」「楽しかったね」など）を、言葉にして伝える練習をするといいでしょう。親は比喩的な物言いはさけ、具体的に話すとうまく伝わります。本人の好きや得意を認めることが大切です。一人遊びが好きなら、納得するまでさせてあげましょう。友人関係は、ゆっくりと広がっていきますからあせることはありません。

●注意欠如・多動症（ADHD）

不注意な行動、多動、衝動性がみられます。気が散りやすい、落ち着きがない、突然何かを始めるなどの特徴があります。たとえば遊びやゲームでは、集中し続けることが難しく、突然その場を離れたりします。また、ほかの人の順番が待てなかったり、喋りすぎたりします。遊びの道具などをなくしてしまうかもしれません。このような特徴は、アイデアがつぎつぎと浮かぶ、ものごとにチャレンジできる、物怖じしない、といったようにプラスに働くこともありますので、良い部分を見つけてほめるようにしましょう。

話しかける前に、「お話をします」と声をかけて注意を促します。「ちゃんと片付けて」などの抽象的な言葉はさけ、「このブロックを、青い箱に入れて」など具体的に話しかけます。注目しやすいように物にはマークをつけるといいでしょう。たとえばブロックをしまう箱には、ブロックの絵や写真を貼れば分かりやすくなります。視覚に働きかけるのです。話をする場合は、「具体的な言葉を、短く、はっきりと」が基本です。

●学習障害（LD）

字の読み書きや計算能力などに困難がある状態です。知能に問題はないにもかかわらず、ある特定のことができない状態を指します。学習障害の中核となる「発達性読み書き障害」は、日本人の7〜8％とされ、40人クラスなら3人程度はいることになります。「ひらがなは読めるがカタカナは読めない」「読めるけど、書けない」「小学校1年生までの漢字は書けるが、2年生以降の漢字は書けない」など、状況は一人ひとり違います。

たとえば読むことが苦手な場合は、指で字を追いながら読んだり、文節ごとに下線やスラッシュで区切ることも助けになります。1行だけが見えるページカバーが役に立つこともあります。漢字に読み仮名をふってもらうのも助けになります。書くことが苦手な場合は、大きなマス目を使う、板書や宿題の量を減らしてもらうなど、先生と相談をして子どもの負担を減らすことが必要となります。

大切なのは、子どもが困難を抱えていることに周囲が気づくことです。勉強ができないと思われたり、真面目にやっていないと思われたりすることで、子どもの自尊心を傷つけることがあるからです。

発達障害は決して珍しいものではありません。実感として、10人に1人程度の割合で、発達になんらかの特徴をもつ子がいるように感じます。これは、定型発達と比べて得意と不得意の差が大きい「凸凹」が特徴です。その特性に気づき、早めに療育など適切なサポートを始めることが重要です。

子育てをしていると、子どもの行動や成長について、心配になることがあります。特に、発達に関して何か気になることがあると、どう向き合えばいいのか不安になることも少なくありません。でも、子どもたちのサポートにおいて大切なのは、行動だけを見るのではなく、「内面」にしっかりと寄り添うことです。そして、その中で育まれる「このままの自分でいい」という実感が、子どもたちの大きな力になっていくのです。

最近、注目されているアプローチの一つに「哲学対話」というものがあります。なんだか難しそうに聞こえますが、実はとてもシンプルで、子どもたちに「〇〇ってなんだろう?」と問いかけるところから始まるもの。たとえば、「健康ってなんだろう?」といった、答えが一つではない質問です。

私が校医として関わる中学校で、この「哲学対話」を取り入れたことがあります。そのときの子どもたちの姿に、私は何度も驚かされました。子どもたちが、自分なりに考えたことを自由に言葉にして、友達の意見を「そうなんだね!」と認めながら、対話を深めていったのです。

発達障害のある子どもたちにとっても、このような「対話」の場は、自分の考えや気持ちを安心して表現する機会になります。決して「正しい答え」を求めるわけではなく、「考えることそのものを楽しむ」——それが、子どもたちの心の成長につながるのだと感じています。

子どもたちとの対話を通じて、私たち大人自身も「自分はどう考えるのか」「本当の気持ちは何なのか」に気づかされることがあります。それは、自分自身と向き合う大切な時間でもあるのです。

だからこそ、大人が子どもたちの成長を支える場面では、一方的に決めつけるのではなく、謙虚に気持ちに寄り添うことが大切です。ある保育士さんが、発達に心配のある子どもの親御さんに声をかけたときのこと。「最初は涙ぐみながら『そんなことない』と否定されましたが、後日『ちゃんと見てもらうことにしました』とおっしゃってくれて、ほっとしました」と教えてくれました。親が気づきながらも認めたくない気持ちは、誰にでもあるものです。だからこそ、保育士さんや医療者の声かけが大切です。

早い段階で特性を知り、療育や支援につなげることで、子ども自身がより生きやすい環境を得ることができます。発達障害は「病気」ではなく、特性をもつ一人ひとりの個性。その子に合ったサポートを見つけることで、親子ともに笑顔が増える未来が待っています。

11月27日　療育がもたらす穏やかな時間

私のクリニックには、発達障害と診断されたお子さんが療育を始め、その後の変化を教えてくださる親御さんがたくさんいらっしゃいます。

ある日、療育を始めて半年ほど経つというママが、笑顔でこう話してくれました。

「先生、子どもが家で少しずつ穏やかになってきたんです」

発達障害のある子どもたちは、特性に合った支援を受けることで、自分のペースで確実に成長していきます。その支援の一つが「療育」です。療育は専門的なプログラムを通じて、子どもたちの可能性を引き出すためのものです。

たとえば、「片付けが苦手」だったお子さんが、療育で「おもちゃを色ごとに分けて片付ける」練習をした結果、家でも少しずつできるようになったという話も聞きました。

ただし、療育は特別な施設だけで行われるものではありません。家庭でも、子どもの発達を支えることは十分可能です。たとえば、「身体をつくるお手伝い」と「心を育むおままごと」は、療育に通じる素晴らしい活動です。

お手伝いは、子どもの体幹を鍛え、しなやかな身体をつくる助けになります。特におすすめなのが「雑巾がけ」です。雑巾がけは全身を使う運動で、股関節や足首の柔軟性を高める効果があります。最近では、足首が硬くてしゃがむことができない子どもが増えています。しゃがむ動作ができるようになれば、和式トイレの使用にも困りません。一緒に雑巾がけをしながら、子どもの成長を見守ってみてください。雑巾を絞る動作も、手と手首を連動させる良い運動になります。

また、窓ふきや、洗濯ばさみを使う作業、ミニトマトのヘタを取るといった指先を使うお手伝いも効果的です。ママがやればすぐ終わる家事でも、子どもにまかせると時間がかかるかもしれません。ときにはやり直しが必要になることもあるでしょう。しかし、それこそが「療育」の一環です。失敗しても叱らず、温かく見守ってください。きっと少しずつできるようになります。

また、おままごとは、私たちが思う以上に高度な遊びです。子どもが他者の気持ちを理解するようになるには長い時間がかかりますが、誰かになりきるおままごとは、その練習になります。たとえば、ママ役になれば「ママの気持ち」を想像し、赤ちゃん役になれば妹や弟の気持ちに寄り添う経験ができます。

保育園で子どもたちのおままごとを観察していると、親をよく見ているなと感心させられます。たとえば「朝にママが仕事にでかけて、夕方にお迎えをして、夕飯を作って、赤ちゃんにおっぱいをあげる」といった一連の行動を再現する様子から、ママの忙しさを子どもなりに感じていることが伝わってきます。おままごとは、子どもが親の行動や気持ちを学び、心を豊かにしていく遊びなのです。

療育の場では、子どもたちが自分の特性を活かしながら得意なことを発揮し、自信をつけていく姿を見ることができます。その過程に寄り添うなかで、親御さん自身もまた、子どもの成長を通じて前向きに変化していくようです。「療育を始めてよかった」と話してくれたママの表情は、どこか軽やかでした。適切な支援があれば、子どもたちはもっと輝けます。それを伝えるのが、私たち医療者の役割だと改めて感じた日でした。

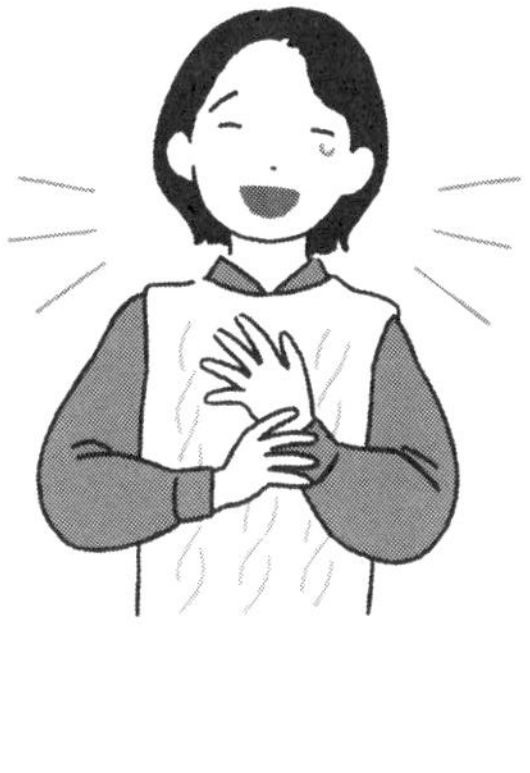

12月6日　子どもの「こだわり」に寄り添う

11月も終わり、朝晩の冷え込みが増してきました。

この日、診察室に来てくれたのは、年長さんの男の子とママ。男の子はお気に入りの恐竜のTシャツを着ていますが、それは今日が特別な日だからというわけではなく、どうやら毎日同じTシャツを着たがるそうです。

ママは困った様子で、「最近ずっとこれしか着てくれへんくて……。ほかの服も着てほしいんですけど、説得しようとしても聞いてくれへんし、最終的には大泣きされるんです」と話してくれました。

子どもの「こだわり」は、発達のなかで多かれ少なかれ見られるものです。ただ、発達障害の特性をもつ子どもの場合、そのこだわりがほかの子どもより強く表れることがあります。

この「こだわり」は決して悪いものではありません。むしろ、それを大切にすることで、将来、何かに集中して取り組む力につながる可能性もあります。すべてを無理に変えようとするのではなく、その子自身の特性を理解し、具体的な方法で柔軟に対応することが大切です。

たとえば、いつも同じ道順でないと帰りたがらない子の場合は、事前に予定を伝えることで落ち着くことがあります。「今日は薬局に寄ってから帰るよ」と、前日や当日の朝に伝え、さらに出発前にも繰り返して伝えます。前もって伝えておくだけで、子どもが混乱しにくくなります。それでもパニックになってしまったときは、安全な場所で気持ちが落ち着くのを見守るのが最優先です。

服装へのこだわりについても同様です。お気に入りの服が毎日同じでも危険がない限りはそのままにしてあげることがおすすめです。たとえば、予備の同じデザインを用意することで洗濯中の不安を減らすこともできます。診察室では「今日もかっこいいTシャツを着ているね！」と声をかけると、とてもうれしそうに、恐竜の絵柄の説明をしてくれました。その姿を見ているママも少し気持ちが楽になったようで「まぁ、危なくなければいいか」と考えられるようになることが多いです。

子どもに何かを伝えるときには、否定形をさけることがポイントです。たとえば、「なんで同じ服ばかり着るの？」ではなく、「その恐竜、かっこいいね。こっちの車のシャツもかっこいいよ」と話しかける。「やめなさい」ではなく、「こうしたらいいね」と言う。できたことを認め、褒めることが、子どもの自信ややる気を引き出します。

ママには、「その恐竜のTシャツ、きっと安心できるお守りみたいなものなんやろうね」とお伝えしました。すると、「確かにそうかも」とやわらかい笑顔を見せてくれました。

子どもの「こだわり」に困ることは少なくありませんが、それを理解し、寄り添うことで親子の関係がぐっと楽になることがあります。目の前の子どもの「今」をよく観察し、その小さな成長や努力を見逃さないようにしたいものです。

木枯らしに吹かれ、すっかり葉を落とした桜の木。
枝にとまる鳥が透き通った声を響かせながら
静かに冬の訪れを感じています。

冬

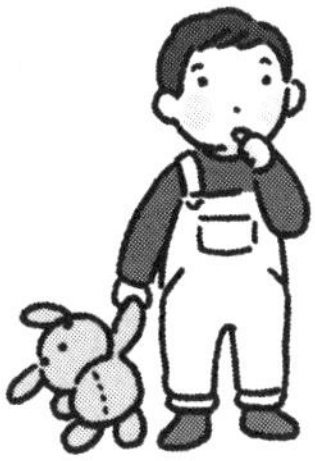

12月10日　感染症のはなし

寒さが少しずつ厳しさを増し、朝晩の空気が肌にしみる季節がやって来ました。この時期になると、気温が下がるだけでなく、空気も乾燥してきます。

かつて、インフルエンザやマイコプラズマ肺炎は、冬にはやる感染症だと知られていましたが、最近では、季節を問わずに見られることが増えています。コロナ禍で徹底されていた手洗いやマスク着用などの感染対策が緩和されたことで、ほかの感染症が広がりやすくなったことも原因のひとつです。また、長期間にわたる感染対策により、子どもたちが病原体に触れる機会が減ったため、免疫をつけるチャンスが少なくなってしまったことも見逃せません。

そうした背景もあり、もともと乳幼児がかかるような病気に、小学校高学年といった大きな子どもがかかり、重症化することもあります。これにはウイルスの株が変異したり、抗体をもたない子どもたちが増えたりしていることが関係しているようです。

季節が関係なくなったといっても、やはり冬は風邪をひく人が多いので、クリニックは大忙しです。

今では感染症の検査キットでしっかり診断できるものが増えました。とはいえ、鼻腔に綿棒を突っ込んで鼻汁を取る検査は、ほとんどの子どもたちが嫌がります。泣き出す子もいて、親御さんもなかなか大変です。

先日、診察室に小学3年生の男の子が来ました。顔が赤く、熱っぽそうな様子です。

「どうしたのかな？　どこがいちばんつらい？」

と声をかけると、男の子はしんどそうに、

「頭とのどが痛くて咳が出る」

と答えました。ママによれば、昨晩、高熱が出たそうです。子どもの様子を注意深く確認すると、どうもインフルエンザにかかっているようでした。そこ

で、私は検査キットを取り出して、男の子に見せながら、

「ばい菌の検査をするね。これをお鼻の奥に入れるけど、じっとしてたらすぐ終わるからね」

と伝えると、少し警戒していた彼は小さくうなずきました。

彼にとって大嫌いな検査なのは知っていましたが、病気を治すために大切な検査だということを伝えると、すぐに納得してくれました。私は、日ごろから、検査や病気のことを丁寧に話して伝えることを心がけています。


鼻腔検査は、インフルエンザ診断に最も信頼性の高い方法ですが、慣れない子どもたちにはつらい体験になることもあります。あまりに泣きわめく場合には、鼻をかんだ鼻汁を検査に使うこともありますが、私はまず子どもにしっかり説明して、納得してもらってから検査をすることにしています。

検査の結果インフルエンザA型でした。診察の終わりに、「お薬を飲んで

ゆっくり休んでたらきっとよくなるからね」と伝えると、男の子はようやく安心した様子でうなずきました。

検査キットが登場して診断が便利になった今でも、私の診察の基本的なスタイルは変わりません。視覚や聴覚、嗅覚、触覚といった自分の感覚をフルに活用する診察です。子どもたちの表情やしぐさ、さらにはかすかな兆候まで見逃さないようにすること。そして、親御さんからは、いつもと違うと感じることはないか詳しく聞き出します。ですから、私は、患者さんの話をじっくりと聞き、症状からある程度の目星をつけたうえで必要な検査キットを使います。

ところが、最近の若い研修医のなかには、検査キットを片っ端から使って調べる人もいるようです。それ自体が悪いわけではありませんが、私は少し考えてしまいます。子どもたちの症状には、数値では測れないものがたくさんあります。ですから私は診察を通じて、まずは自分の見立てを確認しながら患者さんとじっくり向き合うことを大切にしているのです。

子どもは体調が急に悪化しやすく、注意深い観察が欠かせませんが、良くなるのも早いです。治ったとたんに遊び始める姿を見ると、「よかった」とホッとします。これが医療者としてのやりがいのひとつです。

そんな急な変化の中でも、特に親御さんが心配されるのが「熱性けいれん」だと思います。

熱性けいれんは、生後6カ月から5歳くらいの子どもによく見られる症状です。高熱が出たときに突然意識がなくなったり、手足が硬直してけいれんが起こります。初めて目にするとびっくりしてたいていのママはパニックになります。しかし、ほとんどの場合は数分で治まり、その後は何事もなかったかのように回復します。

熱性けいれんは6歳ごろには自然に落ち着くことが多いです。まれにてんかんに移行していく子もいますので、何回も起こしてしまう子は病院でくわしく検査してもらうことをおすすめしています。

感染症は時代とともにその表情を変えていきます。その一方で、診察に必要な基本は変わりません。五感を働かせて子どもたちと向き合うこと——私がいちばん大切にしている診察のスタイルです。

12月26日　年末の便秘相談室

診察室の窓越しには、白い息を吐きながら行き交う人々や、マフラーで顔を隠した子どもたちの姿が見えます。冷たい空気のなかでも、街は年の瀬らしい忙しさに包まれています。クリスマスツリーが片付けられたあと、門松やしめ飾りが飾られ、どこかせわしないけれども心が弾む季節です。

年末が近づくと、クリニックには「今年中に診てもらいたい」と駆け込む親子が増えてきます。

この日、生後3カ月の赤ちゃんを抱いたママが、「最近うんちが出なくて」と心配そうに訪れました。

「赤ちゃんの便秘」と聞くと意外に思われるかもしれませんが、実は珍しいことではありません。授乳中に空気を飲み込みすぎたり、水分が不足したりすることで起こりがちです。この時期は特に、寒さでママの水分摂取が減ったり、忙しさで授乳のペースが乱れることも影響しているようです。

診察中、ママは「最近、おっぱいを飲むたびに『チュウチュウ』と音がしていて……」と話されました。それは、赤ちゃんがおっぱいをうまく吸えておらず、空気を飲み込んでいる証拠です。おなかに空気がたまると腸の動きが妨げられ、便秘につながることがあります。

そこで、ママに授乳前の乳首マッサージをおすすめしました。「乳首がカチカチのままやと赤ちゃんが吸いにくいんです。マッサージで柔らかくしたら、赤ちゃんも飲みやすくなりますよ」と伝えると、「そうやったんですね！　早速やってみます」と笑顔が戻りました。

さらに、「母乳だけで足りない場合は湯ざましで水分を補うといいですよ」

とアドバイス。便秘が続くと、赤ちゃんの機嫌が悪くなり、吐いてしまうこともあるので早めの対処が大切です。

年末年始はママも忙しくなる時期。赤ちゃんの体調を気にしつつ、ついつい自分のケアが後回しになりがちですが、ママ自身がしっかり水分をとり、心に余裕をもつことが赤ちゃんの健やかな成長にもつながります。

「先生、間に合ってよかったです。すっきり新年迎えられるわ！」と話すママを見送りながら、年の瀬の慌ただしさのなかにも、温かな親子のつながりを感じたひとときでした。

1月8日　冬休みは楽しみだけど……

キラキラのイルミネーションや、ワクワクするイベントがたくさんの年末年始。子どもたちにとっては、サンタさんからプレゼントをもらったり、お正月の帰省で親戚と集まったりと、楽しいことがいっぱいです。親御さんにとっても、つかの間の休暇で、ちょっと羽を伸ばせる貴重な時間。そう、年末年始は、一年でいちばん〝ウキウキ〟があふれる季節なのかもしれません。

でも、小児科医の私からすると、ちょっとだけドキドキする季節です。「あれ？　いつもと様子が違う……」そう言って、不安そうな顔で病院に駆け込んでくる親子を、この時期は特に多く見かけます。

クリスマスやお正月のごちそう、旅行先での珍しい食べ物、おじいちゃん・おばあちゃんちのしまいこんだ布団やハウスダスト、普段は触れることのないかわいいペット……。「いつもと違う」体験は、子どもたちにとってうれしいことが目白押しになる一方で、予期しないアレルギー反応を引き起こす可能性が高くなります。たとえば、普段食べない食品を食べてじんましんが出たり、ペットの毛やハウスダストが原因で、皮膚にかゆみや湿疹が現れたりすることも少なくありません。

年末年始の休診明けの日に、小学2年生の女の子とパパが朝一番でやって来ました。女の子の頬に少しだけひっかき傷があり、カサカサと乾燥していました。

「お正月におばあちゃんちに帰省したら、急にじんましんが出てしまって……」

二人からよくよく話を聞くと、どうやら原因は、おばあちゃんちで飼っているインコの羽だったようです。幸い、大事には至らなかったものの、かゆくてかきむしってしまった痕が、1週間経っても残っていました。太ももや頬など、皮膚の柔らかい部分は爪を立ててかくと、皮膚の表面に細かな傷ができて乾燥しやすくなってしまいます。肌の保湿もとても大切です。

年末年始は、医療機関がお休みに入る時期と重なるのも、悩ましい点の一つです。「もしものとき、どうしたらいいか不安……」そう感じる親御さんもいるかもしれません。

慣れない環境でお子さんの体調が変化しやすい時期だからこそ、いつも以上に、お子さんの様子に気を配ってあげてください。そして、もしものときは、慌てずに、まずは#8000の「子ども医療電話相談」などを利用して、アドバイスを求めるのもよいでしょう。

ご家族みなさんにとって、笑顔あふれる、穏やかな年末年始になりますように。小児科医として、そしてひとりの母親として、心より願っています。

1月10日　みんな「福の子」

クリニックの近くにある西宮神社で行われる「福男選び」は、新年の風物詩として多くの人々の関心を集める行事です。寒空の下、一番福を目指して全力で駆け抜ける人たちの姿は、テレビで放映され、多くの人が注目しています。そんな様子を眺めながら、私は心の中で「転ばんといてや～」とエールを送ります。そして、この行事が終わると、冬の寒さが本格化します。私自身も「凍えんときや～」と自分に声をかけつつ、身を縮めて過ごす日々が続きます。

この日、診察室を訪れたのは、生後6カ月の赤ちゃんとママでした。

「最近ミルクをあまり飲んでくれなくて、体重がなかなか増えないんです……」と心配そうです。赤ちゃんは先天性の心疾患を抱えて生まれてきた子です。初めての受診の際、ママは「私のせいで、この子がこんなふうに生まれてしまった」と涙ながらに話してくださいました。

先天性の疾患があるお子さんと親御さんへのサポートは、私たち小児科医にとってとても大切な役割です。けれども、その第一歩は疾患の説明だけではありません。親御さんが抱える不安や戸惑いに寄り添い、丁寧に受け止めることが何よりも重要だと感じています。

「ママのせいじゃない」「パパのせいじゃない」という言葉が、親御さんの心に深く届くまでには時間がかかるものです。それでも、何度も繰り返し伝え続けるうちに、少しずつ親御さんの表情が和らいでいくのを感じます。

この日の赤ちゃんも、瞳が澄んでいて、にこにことよく笑ってくれました。その笑顔には、純粋さと周囲を癒やす不思議な力があり、こちらまで心が温かくなります。

「心配しすぎず、この子のペースを大切にしていきましょうね」

そう話すと、ママは赤ちゃんを愛おしそうに見つめながら、

「この子が笑ってくれると、頑張れるんです」

ママの言葉に応えるように、赤ちゃんはとてもご機嫌な顔をして、足をバタバタさせました。

この様子を目にしたとき、私は以前診察した先天性染色体異常のある男の子のことを思い出しました。はじめは何をしてもうまくいかず、不機嫌になったり泣いたりすることが多かったのですが、1歳半を過ぎたころから彼のなかに自我が芽生え、「自分でやりたい」という強い意志を見せるようになりました。試行錯誤を繰り返すなかで、少しずつ成功体験を積み重ね、自信を得ていったのです。

彼の成長に伴って、不安げだったママの表情にも少しずつ変化が表れました。はじめは控えめだった声が、だんだん弾むようになり、「〇〇が食べれるようになりました！」「幼稚園でお友達と一緒にお遊戯ができました！」と目を輝かせながら話すその姿が、今でも心に鮮やかによみがえります。まるで長い冬を越えて、春の光が差し込む――そんな温かさを感じさせる光景でした。

たとえ生まれてきた子どもに障害があったとしても、それは決して親御さんのせいではありません。この事実は、どれだけ繰り返して話しても足りないくらい大切なことです。その子にとっていちばん必要なのは、「ここにいていいんだ」「このままの自分で大丈夫なんだ」と安心して感じられる環境です。そのために、親御さんがその子らしい成長の芽を見つけ、見守り、育てていくお手伝いができればと願っています。

子どもたちは、みんな「福の子」です。一人ひとりが自分らしい幸せを手にし、周囲をも温かく包み込む存在として育っていくことを、私は心から願っています。どんなに冬の寒さが厳しくとも、子どもたちは確実に成長し、その瞬間は親御さんにとってもかけがえのない宝物です。

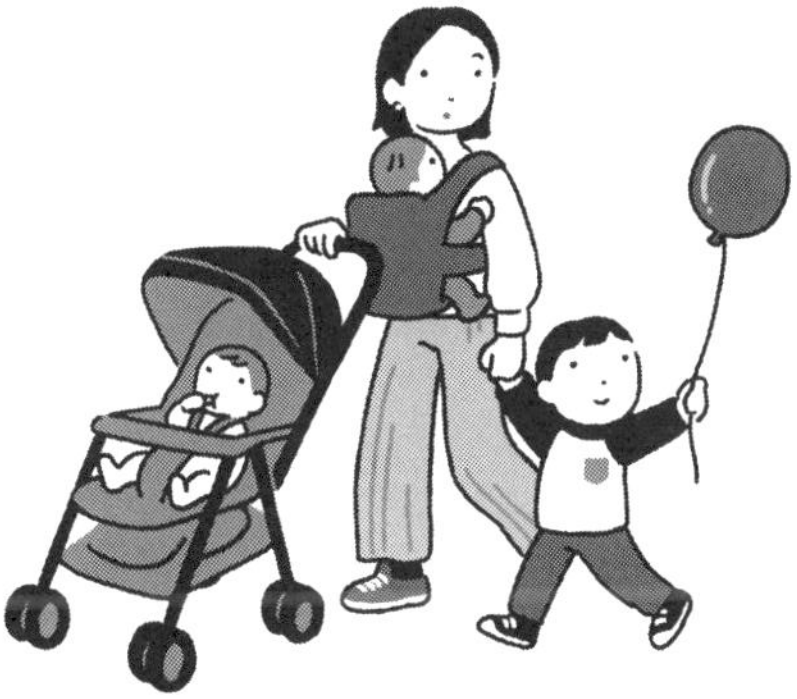

1月17日　いのちを想う日

私が医師免許を取得したのは1995年のことです。この年のことは、今でもはっきりと覚えています。なぜなら、阪神・淡路大震災があった年だからです。

1月17日。当時、私は医学部の6回生で、卒業試験の初日を迎えるはずでした。お正月返上で試験勉強に明け暮れていた私は、あまりの大変さに心の中で(テストなんてなくなればいいのに……)と思いながら、必死で机に向かっていました。あの日も徹夜で勉強をしていましたが、さすがに試験中に寝ては大変だと、わずかな仮眠を取ろうと思った矢先、激しい揺れが襲ったのです。あまりにも大きな揺れに驚きながらも、まずは家族と友人たちの無事を確認しました。大混乱のなか、試験が予定どおり行われるのか分からないまま、どうにか大学に向かいましたが、到着できていない学生もいたため試験は延期になりました。

数日遅れで始まった卒業試験は、びりびりと窓ガラスが揺れる教室で受けました。どうにか無事に卒業でき、国家試験も合格。医師としての道を歩み始めました。

大震災では多くの命が失われ、救命の現場で多くの医師が命がけで奮闘していたことを知りました。同じタイミングで医師になった私は、命と向き合う責任の重さを痛感しました。

時が流れ、私には二人の子どもが生まれました。充実した幸せいっぱいの毎日……と言いたいところですが、実はそのころ、両親が二人とも病を患い、育児と介護が重なる大変な日々を過ごしていました。

家族を優先すべきか、両親を優先すべきか迷う日々。けれど、そんななかで、子どもたちは祖父母の姿を見て「命」の大切さを自然と学んでいったようです。私自身も、人とのつながりや家族の絆について改めて考える大切な時間になりました。

その後、クリニックの開院準備を進めていた最中、両親は相次いで旅立ちました。母の最期の瞬間、私が仕事終わりに駆けつけると、まるで待っていてくれたかのように静かに息を引き取りました。そのとき、母を看取ることができたのは、私にとって大きな救いとなりました。

ついに迎えたクリニック開院の前日、子どもたちは祖父母の写真を大事そうに抱えながら、看板の前でこう言いました。

「おじいちゃん、おばあちゃん！　お母さんのクリニックが明日開院するよ！　これからも見守っていてね！」

その言葉を聞いた私は思わず号泣してしまいました。そしてこの夜、夢の中でほほえむ両親の姿が現れたのです。今でも、その優しい笑顔を忘れることはありません。

1月25日 「ごめんね」より「よく頑張ったね」

冬の寒さが一層厳しさを増し、冷たい空気が頬を刺す季節。診察室に差し込む弱々しい日差しも、どこか頼りなく感じられます。

年が明け、年末年始のにぎやかさが落ち着いたこの時期、小さなお子さんを連れた親御さんたちが、どこか疲れた様子で来院される姿をよく見かけます。

診察室にやってきたのは、保育園帰りと思われる3歳の女の子とママ。女の子は眠そうな目をこすりながら、時折ぐずる様子を見せています。ママは困った表情で、「ごめんな、今日は注射あるけど頑張ろな」と小声で話しかけていました。

子どもが注射を嫌がるのは当然のことで、それに対する謝罪の気持ちも親心としてよく理解できます。

しかし、こうした場面では「ごめん」と謝るよりも、「よく頑張ったね」「えらかったね」と声をかけるほうが、子どもにとって良い影響を与えることが多いのです。

たとえば、保育園のお迎えが遅くなったとき、「遅くなってごめんね」と言う代わりに、「長い時間おりこうさんにして待てたね」と声をかけることで、子どもは「自分の頑張りをママがちゃんと見てくれている」と感じられるようになります。

親の言葉には、子どもの気持ちに大きく影響を与える力があります。「頑張りを認めてもらえた」という経験が、子どもの自信と安心感を育むのです。

私自身、仕事をしながら子育てをしていた時期に、保育園でのお迎えが遅れることがたびたびありました。そんなときも「ごめんね」を言うより、「今日もいっぱい頑張ったね」と子どもを抱きしめることを心がけていました。

この小さな工夫が、親子の関係をより良いものにしてくれると感じています。

もちろん、注射や検査など、子どもが嫌がることを伝えるのは親にとって簡単なことではありません。それでも、「これは君を元気にするために必要なものだよ」「これをやると、大きな病気にならないように守ってくれるんだ」と説明することが大切です。

説明はときに面倒で、子どもがすぐに納得してくれないこともありますが、親が真剣に語りかける姿勢は、子どもに必ず伝わります。

この日、注射が終わったあと、ママは女の子を抱きしめながら、「えらかったなぁ」と優しく声をかけていました。女の子も満足そうな顔で「ママも頑張ってたな」と小さな声でつぶやきました。

子育ては、忙しさや迷いが尽きない日々の連続です。それでも、子どもに寄り添い、頑張りを認める小さな積み重ねが、その子の心を支える大きな力になります。「ごめんね」ではなく、「よく頑張ったね」という言葉を、どうか子どもたちに届けてあげてください。それが親子の関係を温かく育む大切な一歩になるのです。

2月3日　鬼はそと！　福はうち！

節分の日。診察室に、ヒーローものが大好きな5歳の男の子がやって来ました。くしゃみと鼻水がひどく、ママは風邪ではないかと心配していましたが、笑顔で元気にヒーローになりきっている彼を見て、花粉症と診断しました。2月になると、花粉症を発症する子どもたちが多く来院します。

彼の手には、近所のスーパーでもらったという鬼のお面がありました。私は、

「鬼の仲間入り？」

と聞いてみると、

「ちがうよー！　ぼくは鬼を倒すんだ！」

と凛々しい顔で答えます。そんな姿に私は思わずほほえんでしまいます。

さて、節分は、日本全国で豆まきが行われる季節の行事です。『鬼はそと！福はうち！』という元気なかけ声とともに、家族そろって豆をまく光景は、毎年心温まる思い出の一場面です。パパが鬼役を務める家も多いと聞けば、そのほほえましい情景が目に浮かび、思わず笑顔になります。

でも、ここでひとつ注意が必要です。特にハイハイをし始めた赤ちゃんがいるご家庭では、豆まきのあとにしっかりと豆を片づけましょう。床に落ちている豆を赤ちゃんが誤って口に入れてしまうと、異物誤飲の危険があります。

異物誤飲とは、子どもが誤って食べ物以外のものや食べてはいけない食べ物を飲み込んでしまうことをいいます。小さな子どもは、何でも口に入れたがります。彼らにとって目の前にあるものはすべて興味の対象で、手に取るとすぐに口に運んでしまうのです。節分でまき終わった豆のように、床に落ちている小さなものは特にすぐ見つけられるため要注意です。

異物誤飲が発生すると、窒息や消化管の問題を引き起こす可能性があり、とても危険です。そのため、豆まきは必ず大人と一緒に行って、落ちた豆をきちんと拾い集めましょう。

また、豆まきに限らず、小さなものの取り扱いには常に注意を払って、子どもたちの安全を守ることが大切です。たとえば、以前には小さなプラスチックのスプーンや、ママのピアスなどの異物誤飲でヒヤッとしたケースもありました。最近では禁煙・分煙の意識が広まったため少なくなったとはいえ、たばこを誤飲してしまい、胃洗浄が必要になったこともあります。


さて、先ほどのかわいいヒーローを再び見ると、待合室で鬼のお面をつけながらヒーローになりきっています。「鬼は倒される役じゃないのかな？」と苦笑いしつつも見守っているうちに、おのずと元気いっぱいの姿に愛おしさを感じます。

どのご家族も健康で笑顔で過ごせますように。

「鬼はそと！　福はうち！」

診療を終え、クリニックの外に出ると近所の家から子どもの声が聞こえてきました。その声に応えるように、私は小さな声でそっとつぶやきます。「福がたくさん入りますように」と。

2月6日　目には見えない大切なこと

立春が過ぎても、冷たい風が街を吹き抜ける日々。窓からは、冬枯れの木々がかすかに春の準備をしている様子が見えます。冬のコートに身を包んだ親子がつぎつぎに来院するなか、子どもたちのなかには「早く春にならないかな」と、外遊びを待ち遠しそうにする姿が見られます。

この日、診察室にやってきたのは、小学校低学年の男の子とママでした。男の子は、ラベンダー色のカーディガンを羽織り、リュックにはかわいいキャラクターのキーホルダーがついています。診察後にシールを選ぶ場面では、迷わずカラフルな花のデザインを手に取りました。その姿にママは温かいまなざしを向けています。

若いママは私たちの世代よりも、多様な価値観をしっかりと受け入れているように感じます。特に、ＬＧＢＴＱへの理解は進んでいて、子どもの気持ちを尊重し、その性を受け入れる姿勢には、いつも感心させられます。

こうした理解や配慮は、すぐに身につけられるものではありません。自分がこれまで抱いてきた価値観や育児の方針を柔軟に変え、子どもに寄り添うというのは、大きな覚悟が必要です。

診察室で「子どもの気持ちを大事にする」という言葉を聞くたびに、私自身も親御さんたちから多くを学ばせてもらっていると感じます。

私たちは、つい目に見えるものだけに目を向けがちです。身長、体重、テストの点数、友達との関係――数字や目に見える結果を気にしてしまうことも多いでしょう。しかし、本当に大切なことは、目に見えないところにあります。子どもの心の中にある思いや感情、その奥にある「自分らしさ」に気づき、それを育むことが何よりも大切です。

診察室でお話ししたママは、「この子が幸せに、自分らしく生きられるように支えたいと思ってるんです」と話していました。

その言葉に、親としての深い愛情と覚悟が込められていました。子どもが「これが自分」と受け入れ、堂々と生きていけるようにするためには、親がその第一歩を支える存在になることが必要です。

私たちが暮らす社会では、多様性を尊重する風潮が確実に広がっています。性別や個性だけでなく、それぞれが「自分らしい人生」を安心して歩める環境を整えることで、これからの未来をつくっていくのです。だからこそ、親御さんと子どもたちの「心の声」や「まだ言葉にならない思い」にも耳を傾け、寄り添っていきたいと思っています。

冷たい風が吹く季節のなかにも、春の訪れを感じる瞬間があります。それは、子どもの笑顔やふとした言葉のなかに芽生える「成長の兆し」に似ています。小さな気づきを大切にしながら、その芽を温かな愛情で育てていく親子の時間を、私はこれからも全力で応援していきたいです。

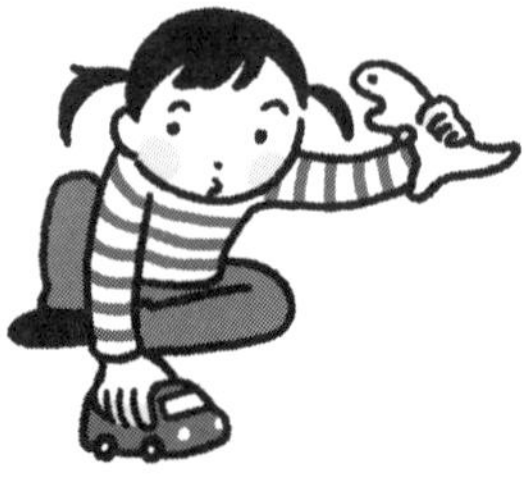

2月16日　コミュニティとともに育つクリニック

大学時代、教授から、

「小児科医になるなら子どもが嫌いなほうがいい」

と言われました。私は間髪入れずに、

「無理です。私、子ども好きなんで！」

と答えたことを思い出します。優しい先生だったので、

「まあそれはそれで、やり方があるかな」

と笑って答えてくれましたが、その意味が本当に分かったのは、大学病院に勤務してからです。

私は1995年3月に近畿大学医学部医学科を卒業したあとは、近畿大学医学部附属病院、大阪赤十字病院、国立千石荘病院、高石市立診療センターの小児科で勤務しました。重い病気の子どもたちと接し、命の重さを深く感じる毎

日。幼い子どもの看取りに慣れることはなく、患者さんのご家族と一緒によく泣き、先輩の先生に怒られてばかりいました。

その後、地域のかかりつけ医としてクリニックを開院しました。地域医療では病気を治すだけでなく、日常の小さな相談や心配事に寄り添うことが求められます。運動会の話や季節の行事など、診察室での何気ない会話が、患者さんとの心の距離を縮め、私自身の成長につながっています。

クリニックを開院して12年。患者さんやご家族、地域のみなさんとのつながりは、私の人生にとって欠かせない大切なものになりました。子どもたちの成長とともにクリニックも歩を進め、地域の一部として存在できることに喜びを感じています。

長く通ってくださるご家族とは自然と絆が深まり、赤ちゃんだった子が学校の話をしてくれるようになる成長を見守れるのは、地域クリニックならではの喜びです。気軽に足を運んでもらえることで、病気の早期発見や、一人ひとりに合ったケアができることも多くあります。

さらに、学校の先生や保健師さんとの連携を通じて、子どもたちを地域全体で見守る仕組みが広がるのも大きな強みです。ときには患者さんから地域の歴史や伝統を教わり、「この地で根づいていこう」と新たな決意をもつこともあります。

もちろん、悩みや葛藤を感じる瞬間もあります。親御さんの相談や家庭での不安を受け止めるなかで、医師として何ができるかを悩むこともありますが、「話せて安心した」と言われると、その場を提供できたことに感謝の気持ちが湧きます。

クリニックは、単なる医療の場ではなく、地域の安心を育む場所です。私もまた、日々のつながりのなかで成長しています。これからも、地域の人々に「この場所があってよかった」と思ってもらえるクリニックを目指して、感謝・謙虚・努力を忘れずに誠実に医療に向き合っていきたいと思います。

3月5日　親子の応援団として

春の気配がようやく感じられるころ、梅の花がほころび始めました。冷たい風に乗って甘い香りが漂うなか、空気のなかには少しずつ春の暖かさが混じっているのを感じます。

子どもたちは少しずつ新しい季節を迎える準備をしているようです。そして親御さんたちもまた、新年度という新たな一歩を踏み出すために、悩んだり迷ったりしながら日々を過ごしていることでしょう。

「育児」は「育自」といわれるように、子どもとともに親も成長していくものです。私がこれまで診察室で見てきたのは、子どもが元気になるにつれて、ママたちも笑顔を取り戻し、元気になる姿です。

私自身も、小児科医に励まされた経験があります。

まだ勤務医だったころのことです。子育てと仕事の両立に追われ、余裕のない日々を過ごしていました。一つひとつが重くのしかかり、どうしようもなく不安に感じる日もありました。

そんな日々のなかである晩、下の子が救急に運ばれました。

そのとき診てくれた女性の小児科の先生が「知識がある分あれこれ考えて余計に心配やんな。自分の子が心配なの、分かるよ。私、今晩ずっとここにおるからなんかあったらいつでも電話して！」と声をかけてくれたのです。その瞬間、張り詰めていた気持ちがほぐれて涙が止まらなくなりました。

「この先生がいてくれるなら大丈夫」と心から安心できたのです。

不安なときのほんの一言が、どれほど救いになるのか、身をもって感じました。

この経験が、私の小児科医としての原点になっています。親御さんたちの不安な気持ちに寄り添い、応援し、「大丈夫」という安心感を届けること。それが、子どもたちの健康を支えるだけでなく、ご家族の元気を取り戻す力になると信じています。

春の息吹を感じるこの季節。親子の応援団として、これからもみなさんと一緒に子どもたちの健やかな成長を見守り続けたいと思っています。

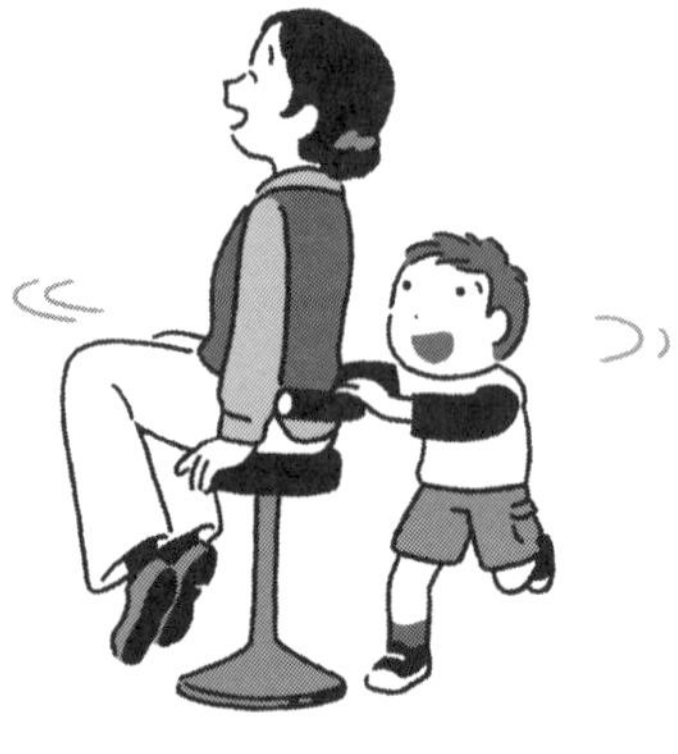

3月17日　出会いとご縁に支えられて

人と人との出会いや別れは、日々の暮らしのなかで何度も訪れます。特にこの西宮市では、他府県や海外へ転居される方が多く、長く通ってくださった患者さんとの別れがある一方で、新しい出会いもまたあります。そして、数年後に「戻ってきました」と顔を見せてくれる方もいらっしゃいます。そのたびにご縁のありがたさを感じずにはいられません。

人生にはそれぞれの使命があるのだと思います。「人は行くべくしてそこに行く、やるべくしてそれをやる、なるべくしてそれになる」と考えると、すべての出会いや出来事には意味があるように思えてなりません。ですから、私は、親御さんとの対話のなかでも、「今、伝えておくべきこと」と感じたら、その瞬間に伝えるよう心がけています。

この時間《とき》が最後になるかもしれない――そのような思いがよぎることがある

からです。

もちろん、あとになって「あのタイミングじゃなかったかも」と後悔することもあります。それでも、伝えたことが相手の心に少しでも響けば、それで十分です。

また、自分自身の経験から、仕事と家庭の「オン・オフ」の切り替えを大切にするようにしています。昭和世代である私たちは「頑張ること」や「我慢すること」を美徳として育ちました。「自分を許すこと」や「休むこと」はあまり教えてもらうことがなかったのです。でも今は、ありのままの自分でいられる時間を大切にし、仕事と生活のバランスを保つことを何より大切にしています。

年齢を重ねていくなかで、人生の後半戦は、「ワクワク」を見つけ、楽しみたいと思うようになりました。

医療の現場もまた、そうした価値観の転換期を迎えています。働き方改革の影響で、医師の勤務時間を減らそうという取り組みが進んでいますが、その一方で新たな問題も出てきています。それでも、一人ひとりが自分の健康に気をつけ、病気になる前に予防することを意識すれば、医療現場の負担は軽くなり、医師がもっと患者さんに寄り添える環境が整うのではないかと思います。

海外では、病気を防ぐための医療（予防医学）に力を入れる医師が高く評価される仕組みがあるそうです。患者さんが少ないことが、その医師が優秀である証拠とされるのです。日本ではこうした仕組みをすぐに取り入れることは難しいかもしれませんが、病気を防ぐ意識が高まれば、医療従事者の負担が軽くなり、患者さんと過ごせる時間をもっと大切にできるようになるでしょう。

私たちは、自分の健康を守ることを心がけ、日々の生活を丁寧にすることで、医療が本当に必要なときに力を発揮できる社会を作っていけると思います。

3月27日　小さな桜に見守られて

クリニックの駐車場のすみに立つ小さな桜の木には、特別なエピソードが秘められています。この桜は、かつてこの地にお住まいだった前オーナーの先生と私をつなぐ、大切な思い出の象徴なのです。

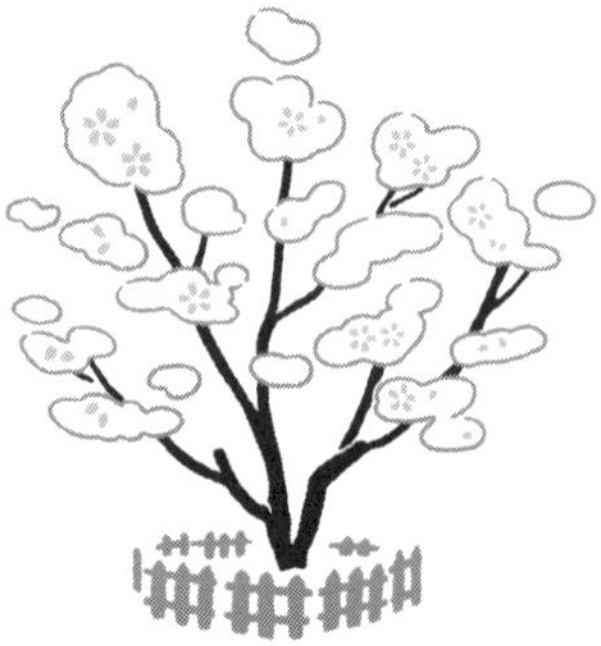

開院前、先生はご実家の大きな桜の木を残すかどうか迷っていらっしゃいました。その木には、ご家族の温かな記憶がたくさん詰まっていたからです。しかし、私との面談のあと、先生は「この方なら」と安心して決断してくださり、桜は新しい場所へと移されました。

植え替えられた桜は、クリニックの裏の駐車場で静かに根を張り始めました。あれから12年、少しずつ枝葉を広げ、ようやく春には花を咲かせるようになりました。今年もその桜がふんわりと咲く姿を眺めると、今は亡き先生の想いが込められているように感じ、自然と手を合わせてしまいます。

この桜は、患者さんやスタッフを優しく見守る存在です。私自身も、この桜に励まされながら、地域のお子さんと親御さんの応援を続けられる喜びを感じています。

まあるくふくらんだ薄ピンク色のつぼみを見ながら、「子どもたちも、こんなふうに少しずつ大きくなっていくんだな」と思わずほほえんでしまいます。つぼみが花開くように、一人ひとりが自分らしいペースで成長していけるよう、これからもそっと見守りたい――そんな気持ちが胸に広がります。

エピローグ

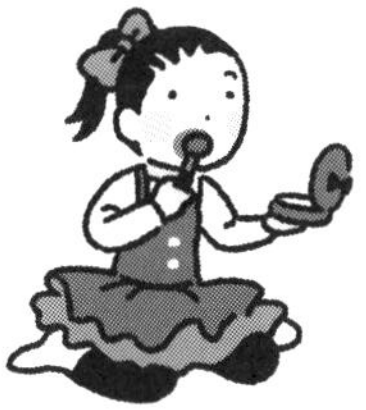

心に残る場所、思い出のカタチ

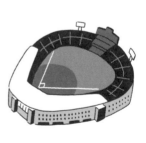

2023年夏、阪神タイガースの快進撃で、甲子園球場の周辺は活気に満ちていました。浜風に乗って聞こえてくる球場の歓声は、私の心にも元気を届けてくれました。

開院当初は手探りの日々でしたが、子どもたちの成長を見守りながら、私自身も多くを学び、ともに成長してきたと感じます。失敗や試行錯誤も大切な学びであり、「目の前に集中すること」で日々の緊張が和らぎました。

幼いころの私は内向的で、人前で話すのが苦手な子どもでした。その代わりに、日記を書くことが日課で、言葉にすることで自分を見つめ直し、次の日への準備をしていたのだと思います。そのころから好きだった絵本や物語の世界

は、今も私の心の中で息づいています。クリニックの待合室に置いた絵本や壁紙アート（ホスピタルアート）で、ぜひ無限の想像力を広げてほしいと思います。

この本を出版するにあたり、私自身の経験や思いをどう伝えればよいか日々考えました。診療の合間、スタッフと過去のエピソードについて話すなかで、私がこれまで出会った人々や支えられてきた出来事への感謝があふれてきました。

スタッフから、「先生がどのように今の先生になったのか知りたい」と言われ、自分のこれまでの歩みを振り返る機会をもらいました。幼いころから大切にしてきたものが、今のクリニックに自然と根づいていることに気づき、胸が温かくなります。このエッセイが、訪れる子どもたちやそのご家族に少しでも私の想いを伝えるきっかけになればうれしいです。

おわりに

2024年8月1日、開院12周年を迎えることができました。

12年前に赤ちゃんで来院した子が、立派な中学生になり、制服姿を見せてくれたときは感慨深いものがありました。成長した子どもを前に、「大きくなりましたね」とママと顔を見合わせる――かかりつけ医としてかけがえのない瞬間です。

2023年秋、私自身が体調を崩し、長い間診察を休むことになりました。その間、みなさんから寄せられた温かい励ましの言葉が、どれほど私を支えてくれたか、言葉に尽くせません。療養期間中、いただいた手紙を一枚一枚読み返すたびに、涙があふれ、前に進む力をもらいました。

復帰後、あるママがクリニックに顔を出し、こう話してくれました。

「先生、戻ってきてくれてほんまに安心しました」

その後、クリニックを休んでいる間に起きた、自身のつらかった出来事を少しずつ語り、最後に、

「しょうもない話ばっかりでごめんなさい！　先生も無理せんとってや」

と診察室をあとにされました。この一言で、私の不在が彼女たちにどれほどの影響を与えたかを改めて痛感しました。

また、別のママは、

「先生が戻ってきてくれてうれしくて！」

と、ご家族や子どもの成長について元気いっぱいに話してくれました。

「ただ話を聞いてほしかっただけなんです」

最後につけ加えたその言葉に、診察室が単なる医療の場ではなく、心のよりどころにもなっていることを感じました。

ママたちは、日々忙しいなか、本当に頑張っています。家族のために走り回りながら、自分のことを後回しにすることは少なくありません。それでも、必

死に笑顔を保ち、子どもや家族を支えているのです。そんなママたちの姿を見て、私は自分のことも振り返りました。医師として、母親として二人の子を育て、娘として親の介護をして……、そのすべてを全力でやろうとするなかで、いつのまにか自分のことを大切にする時間を忘れていたことに気づいたのです。

ですから、子育て中のパパ、ママ。どうか無理をしすぎないでください。毎日を乗り切るためには、ほんの少しでも自分をいたわる時間が必要です。たとえば、1日5分でもいいので好きな音楽を聴いたり、お茶を飲む時間を作ったり。そんなささやかなリフレッシュでも、心の余裕は確実に変わってきます。

診察室にいらっしゃる親御さんの姿からも、日々の奮闘がひしひしと伝わってきます。バッグの中に見える子どもの小さなおもちゃやくしゃくしゃのタオル――その一つひとつが、どれほどの愛情と努力の証であるかと思うと、心の中で熱いエールを送りたくなるのです。

「誰かの母」「誰かの妻」「誰かの嫁」――そんな肩書きを超えて、ひとりの人間として輝ける場所をぜひ見つけてください。そして、もしどうしようもなく苦しいときには、私たちのクリニックを「ホッと一息つける場所」として思い出してください。

私はこれからも、地域のママやお子さんたちに寄り添いながら、少しでも長くこの役目を果たしていきたいと願っています。

ひだこどもクリニック院長ならびに応援団長　肥田崇子

肥田崇子（ひだたかこ）

1995年に近畿大学医学部医学科を卒業後、近畿大学医学部小児科学教室に入局。その後2年にわたり研修医として近畿大学医学部附属病院に勤務し、大阪赤十字病院、国立千石荘病院、高石市立診療センターの小児科に勤務。2012年に西宮市で「ひだこどもクリニック」を開設。数々の学校や幼稚園、保育園の委託医を兼任しながら小児医療に携わる。

本書についての
ご意見・ご感想はコチラ

元気の花咲く
こどもクリニック診察日記

2025年1月30日　第1刷発行

著　者　肥田崇子
発行人　久保田貴幸

発行元　株式会社 幻冬舎メディアコンサルティング
〒151-0051　東京都渋谷区千駄ヶ谷4-9-7
電話　03-5411-6440（編集）

発売元　株式会社 幻冬舎
〒151-0051　東京都渋谷区千駄ヶ谷4-9-7
電話　03-5411-6222（営業）

印刷・製本　中央精版印刷株式会社
装　丁　立石 愛
装　画　平澤 南

検印廃止

Printed in Japan
ISBN 978-4-344-94876-1 C0095
幻冬舎メディアコンサルティングＨＰ
https://www.gentosha-mc.com/